Vasundhra Mittal

Deslocamento palatino dos caninos: etiologia, diagnóstico e tratamento

Vasundhra Mittal

Deslocamento palatino dos caninos: etiologia, diagnóstico e tratamento

ScienciaScripts

Cover image: www.ingimage.com

This book is a translation from the original published under ISBN 978-3-330-35076-2.

Publisher:
Sciencia Scripts
is a trademark of
Dodo Books Indian Ocean Ltd. and OmniScriptum S.R.L publishing group

120 High Road, East Finchley, London, N2 9ED, United Kingdom
Str. Armeneasca 28/1, office 1, Chisinau MD-2012, Republic of Moldova, Europe
Printed at: see last page
ISBN: 978-620-7-55262-7

ÍNDICE DE CONTEÚDOS

ÍNDICE DE CONTEÚDOS 1
RECONHECIMENTO 2
INTRODUÇÃO 5
Capítulo 1 12
Capítulo 2 30
Capítulo 3 49
CONCLUSÃO 73
REFERÊNCIAS 78

RECONHECIMENTO

Ele guiar-te-á nos
teus momentos de dor e tristeza.
Quando te sentires sozinho,
pensa apenas nele no trono.
Ele dar-te-á força e esperança.
Confia nele e serás capaz de lidar com a situação.

Reconheço humildemente a presença de Deus na construção do que sou hoje. Nunca serei capaz de compreender plenamente o seu impacto divino na minha carreira. Agradeço ao **Todo-Poderoso**, cuja fé inabalável me ajudou a superar sem problemas a tarefa de publicar este manuscrito com êxito.

É, de facto, um ponto de viragem na minha carreira de estudante escrever algumas palavras de imensa gratidão a certas pessoas que tiveram um enorme impacto na minha forma de ver as coisas, não como elas são, mas como deveriam ser.

Não tenho palavras para exprimir a minha gratidão e a minha dívida para com o meu guru, **o Dr. Vikas Sehgal**, B.D.S., M.D.S., Professor e Diretor do Departamento de Ortodontia e Ortopedia Facial, D.A.V. (C) Dental College & Hospital, Yamunanagar, pelas dores que teve e pelo trabalho que fez com um semblante alegre para resolver os meus problemas com a maior coragem. Gostaria de lhe agradecer por ter sido sempre uma luz orientadora e por ter esculpido um futuro brilhante para mim.

Nunca darei por garantido
o quanto fui abençoado;
porque quando se trata de pais,
mãe e pai, vocês são os melhores!

No início, reconhecer DEUS era dirigir diretamente os meus sinceros agradecimentos ao meu pai, **Sr. Ashwani Mittal** (por ter sido sempre o meu aliado durante as minhas guerras e por ter níveis de energia intermináveis) e à minha mãe, **Sra. Anita Mittal** (por ser uma motivação e uma inspiração todos os dias), que são os meus pilares de força em todas as provas da vida e cujas bênçãos mais escolhidas me inculcaram o zelo de lutar pela perfeição e de continuar mesmo quando as circunstâncias não eram perfeitas.

Um irmão é uma pessoa que nos apoia mesmo que não queiramos e cujo amor temos mesmo que não precisemos. O meu irmão, **Anupam Mittal**, não se destaca da luz, pois o seu amor e apoio foram o fator que me empurrou para o meu objetivo e me ajudou nos meus esforços. Obrigado por ter dado à sua irmã mais velha GRANDES conselhos que a ajudaram a dar os PEQUENOS passos em direção a GRANDES objectivos na vida.

É uma das formas de a natureza nos fazer sentir mais próximos de gerações distantes do que da geração imediatamente anterior. Uma criança precisa dos avós para crescer com um pouco mais de segurança num mundo desconhecido. Agradeço aos meus queridos avós, o **falecido Sr. Radhey Shyam Mittal** e a **Sra. Malti Mittal,** pelas suas histórias de vida e pelas suas fortes mensagens inspiradoras, que têm sido a minha armadura para enfrentar a vida quotidiana e que me ajudaram a realizar com êxito o seu sonho de me verem como médico. Muito obrigado por serem os meus bons modelos que eu devo seguir.

A verdadeira amizade multiplica os bens da vida e divide os seus males. Esforça-te por ter amigos, pois a vida sem amigos é como a vida numa ilha deserta... encontrar verdadeiros amigos durante a vida é uma boa sorte; mantê-los é uma bênção.

Obrigado **Dr. Priyanka Tikoo, Sagar Mittal, Er. Munish Chawla, Ankit Gupta e Dra. Priyanka Arora**, do fundo do coração, por me apanharem quando caio, por estarem sempre presentes, por acreditarem em mim, por me fazerem manter a minha posição, por ouvirem as minhas conversas de sempre, por ouvirem os meus pensamentos e por tentarem sempre levantar o meu espírito. Obrigado por removeres a palavra EXPECTATIVA e acrescentares a palavra FELICIDADE ao dicionário da nossa amizade.

Por último, mas não menos importante, gostaria de agradecer a todos os que contribuíram, direta ou indiretamente, para que este sonho se tornasse realidade.

INTRODUÇÃO

Os caninos superiores geralmente emergem na idade média de 10,5 anos nas raparigas e 11,5 anos nos rapazes, com uma variação individual de 3-4 anos (Hägg e Taranger, 1986; Shapira e Kuftinec, 2001). Em 2-3 por cento da população caucasiana, estes dentes não conseguem erupcionar e tornam-se impactados.[1] A impactação palatina dos caninos permanentes superiores (caninos impactados palatalmente ou PICs) é o resultado final de uma anomalia de desenvolvimento que foi definida como deslocamento palatino do canino (PDC), ou seja, o mau posicionamento intraósseo do canino permanente superior antes do tempo esperado para a erupção. Embora no passado o tempo esperado para a erupção do canino estivesse correlacionado com a idade cronológica (12 anos e 3 meses nas raparigas e 13 anos e 1 mês nos rapazes), recentemente tem sido dada atenção à maturação esquelética do paciente. O canino permanente superior pode irromper em qualquer estágio pré-púbere ou púbere do desenvolvimento esquelético até o estágio cervical (SC) 5 na maturação vertebral cervical. Para além desta fase, que ocorre em média 1 ano após o final do surto de crescimento adolescente, um PDC pode ser definido como PIC. Quando os estágios de desenvolvimento da dentição são usados para determinar o tempo de emergência do canino permanente superior, a idade dentária atrasada é encontrada em associação com as PDCs.[2]

O deslocamento palatino do canino é uma condição na qual o dente está anormalmente posicionado apesar da presença de espaço suficiente na arcada dentária, o que geralmente leva à impactação do dente (Peck *et al.,* 1994). A deslocação palatina dos caninos superiores é definida como a "deslocação do desenvolvimento para um local palatino, resultando frequentemente na impactação do dente, exigindo tratamentos cirúrgicos e ortodônticos" (Peck *et al.,* 1996). A prevalência de caninos deslocados palatalmente (PDC) varia entre 0,8 e 5,2% (Thilander e Jakobsson, 1968; Brin *et al.*, 1986; Ericson e Kurol, 1987; Baccetti, 1998; Chu *et al.*, 2003). A consequência mais frequente da PDC é a impactação do canino.[3]

Os dentes impactados são aqueles com um tempo de erupção atrasado ou que não se espera que erupcionem completamente com base na avaliação clínica e radiográfica do canino numa posição intra-óssea anómala após o tempo esperado de erupção. Os caninos superiores permanentes são os segundos dentes mais frequentemente impactados, a seguir aos terceiros molares; a prevalência da sua impactação é de 12% na população em geral. A prevalência de caninos superiores deslocados é relatada como sendo de cerca de 2-3% numa população caucasiana (Thilander e Jakobsson, 1968; Ericson e Kurol, 1986) e a incidência na Suécia é estimada em 1900 casos/ano. A deslocação palatina é mais comum do que a deslocação labial e o rácio varia de 2:1 a 9:1 para as deslocações caninas (Wolf e Mattila, 1979; Jacoby, 1983; Ericson e Kurol, 1987).[4] As impactações palatinas e vestibulares de caninos são consideradas entidades completamente diferentes. A impactação do canino vestibular é considerada uma forma de apinhamento. O espaço insuficiente na arcada superior para a erupção do canino superior culmina na sua impactação (Jacoby, 1983).[5] A proporção entre os sexos mostra uma tendência para o sexo feminino (Becker *et al.*, 1981; Ericson e Kurol, 1988), semelhante a outras anomalias dentárias de origem genética (Rose, 1966; Davis, 1987).[6] Os caninos deslocados palatalmente (PDCs) ocorrem duas vezes mais frequentemente em mulheres do que em homens e a ocorrência bilateral tem sido relatada como sendo de 19-45 por cento (Peck *et al.*, 1994).[7] A impactação do canino mandibular é menos frequente e a incidência foi relatada como sendo 20 vezes menor do que a dos caninos maxilares.[8]

A etiologia da impactação palatina dos caninos superiores ainda não está clara (Al-Nimri e Gharaibeh, 2005). A variação racial, a preponderância feminina, a ocorrência familiar e a associação com outras anomalias dentárias implicam uma etiologia poligénica (Kotsomitis e Freer, 1997).[9] A literatura citada (Bishara *et al.*, 1976) apresenta tanto fatores primários, como o grau de reabsorção da raiz do dente decíduo, traumas no broto do dente permanente, modificações na sequência de erupção, presença de espaço excessivo na arcada dentária, rotação do broto dentário, fechamento prematuro dos ápices radiculares e erupção do canino na área da fissura em indivíduos com fissura palatina, quanto fatores secundários, como pressão muscular anormal, estados febris, distúrbios endócrinos e deficiência de vitamina D.[10]

Embora tenha sido postulada uma etiologia genética para o deslocamento palatino dos caninos superiores, a patogénese do deslocamento envolve tanto a longa duração como a complexidade anatómica do percurso de erupção deste dente (Peck *et al.*, 1996).[3] Isso se deve, muito provavelmente, a um período de desenvolvimento prolongado e ao longo e tortuoso caminho de erupção antes que o canino emerja em oclusão completa.[11] Fatores ambientais também foram identificados. O deslocamento palatino do canino pode ser devido a factores ambientais locais, tais como raízes de incisivos laterais anatomicamente anómalas ou de desenvolvimento tardio (Becker *et al.*, 1981; Chaushu *et al.*, 2002, 2003). O excesso de espaço na arcada dentária tem sido implicado (Paschos *et al.*, 2005). A partir de um crescente conjunto de evidências científicas, a anomalia PDC parece ter origens genéticas. Estudos familiares mendelianos, achados epidemiológicos e meta-análises de relatórios anteriores sugerem fortemente que a PDC é uma de uma constelação de anomalias dentárias geneticamente controladas - como agenesia dentária e redução do tamanho dos dentes - frequentemente observadas ocorrendo em combinação e em famílias. Os resultados de pesquisas atuais sugerem que os genes associados à hipodontia dos dentes posteriores - molares e pré-molares - podem estar associados à gênese da PDC.[12]

Os métodos de diagnóstico que podem permitir a deteção precoce e a prevenção devem incluir uma história familiar, exames clínicos visuais e tácteis até aos 9-10 anos de idade e uma avaliação radiográfica completa. Como existe uma alta probabilidade de que caninos superiores impactados palatalmente possam ocorrer com outras anomalias dentárias, o clínico deve estar alerta para essa possibilidade.[11] As características radiográficas pré-tratamento, como ângulo, distância e setor ou zona de impactação, de acordo com Ericson e Kurol (1988), podem ser usadas como fatores preditivos para a duração do tracionamento ortodôntico e tratamento ortodôntico abrangente para reposicionar o dente deslocado (Nieri, 2010). A maior angulação dos caninos impactados está associada a um deslocamento dentário mais severo e a uma maior distância do canino impactado em relação ao plano oclusal.[4]

O tratamento de um canino superior impactado precisa ser integrado ao esquema geral de tratamento ortodôntico, pois (1) é necessário preparar um espaço para o dente na arcada, o que geralmente implica na movimentação de dentes adjacentes, com ou sem extrações; (2) os outros dentes da mesma arcada e, às vezes, da arcada mandibular, devem fornecer a ancoragem para as forças aplicadas ao dente enterrado para alinhá-lo; e (3) os mesmos aparelhos serão usados tanto para resolver a impactação quanto para tratar a má oclusão geral, apenas com pequenas modificações.[13]

A abordagem terapêutica para caninos deslocados deve ser

interdisciplinar, considerando os diversos fatores que podem ser responsáveis pelo resultado final do tratamento. Estratégias de tratamento intercetivo têm sido sugeridas para os caninos em erupção ectópica, enquanto uma abordagem cirúrgico-ortodôntica é necessária para os caninos impactados (Baccetti *et al.*, 2007). O tratamento intercetivo dos caninos em erupção ectópica é importante, pois o tratamento dos caninos impactados é mais longo e mais caro, e são necessárias mecânicas ortodônticas mais complexas (Zuccati *et al.*, 2006; Barlow *et al.*, 2009).

Apesar do grande interesse tanto na etiologia quanto na terapia da CPD, apenas alguns estudos nos últimos 20 anos focaram em medidas preventivas para a impactação palatina dos caninos (Ericson e Kurol, 1988; Power e Short, 1993; McConnell *et al.*, 1996; Jacobs, 1998; Olive, 2002; Leonardi *et al.*, 2004). Os protocolos clínicos propostos incluem a extração do canino primário correspondente, com ou sem procedimentos ortodônticos para ganhar espaço na arcada superior (i.e. distalização dos segmentos vestibulares superiores e expansão maxilar; McConnell *et al.*, 1996; Olive, 2002). Os autores sugeriram a combinação da extração dentária com procedimentos para aumentar o comprimento da arcada, como a distalização dos segmentos vestibulares superiores. Um estudo recente, realizado por Leonardi *et al.* (2004), não encontrou eficácia significativa da extração do canino primário para o tratamento da CPD. No entanto, nenhum estudo na literatura utilizou uma abordagem prospetiva randomizada para o tratamento intercetivo da PDC com a incorporação de controlos não tratados e um número estatisticamente adequado de indivíduos inscritos na investigação.[3]

Um canino deslocado também requer um manejo terapêutico complexo, que só pode ser considerado bem-sucedido se a erupção forçada e o alinhamento subsequente levarem o dente à posição correta na arcada dentária, sem danos sérios a outros dentes. Após o diagnóstico posicional preciso do dente impactado, a aplicação de forças de tração leves sobre o dente, na direção apropriada, é quase sempre seguida por um movimento positivo do dente, levando à resolução da impactação.[13]

O tratamento ortodôntico cirúrgico de caninos impactados palatinos pode ser realizado por meio de cirurgia de retalho aberto ou retalho fechado seguido de tração ortodôntica do canino impactado (Crescini *et al*, 1994; McSherry, 1998; Burden *et al.*, 1999; Kokich, 2004).[10]

Se o tratamento ortodôntico não for iniciado em indivíduos com CPD, algumas outras possíveis sequelas podem ocorrer, como a reabsorção das raízes dos dentes permanentes vizinhos (Rimes *et al.*, 1997; Ericson e Kurol, 2000; Ericson *et al.*, 2002) e cistos (Ericson e Kurol, 1987; Bishara, 1992; McSherry, 1998).[3] As complicações da impactação do canino incluem o grave problema da reabsorção da raiz do dente adjacente, que ocorre em 12% dos caninos ectópicos (Ericson e Kurol, 1987). Parece haver um consenso de que a reabsorção é mais provável de ocorrer em raparigas do que em rapazes (Ericson e Kurol, 1988; Howard, 1971; Newman, 1975; Sasakura *et al.*, 1984).[6] A perda óssea, a reabsorção radicular e a recessão gengival ao redor dos dentes tratados são algumas das complicações mais comuns.[14]

Assim, o diagnóstico e a intervenção precoces poderiam poupar tempo, despesas e tratamentos mais complexos na dentição permanente. Segundo Crescini *et al.*, (2007), um dos indicadores fundamentais do sucesso do tratamento de caninos superiores impactados é o resultado periodontal final. A literatura mostra que o dano periodontal mais severo que ocorre no tratamento de caninos impactados palatinos é a perda de osso de suporte e está associado a procedimentos cirúrgicos mais radicais que envolvem a exposição do dente sob a junção cemento-esmalte (Kohavi *et al.*, 1984).

Prever a duração do tratamento e o número de visitas necessárias para tratar caninos deslocados palatalmente (PDCs) e fornecer esta informação aos pacientes adolescentes pode encorajar estes pacientes a serem mais cooperativos e menos susceptíveis de ficarem "cansados do tratamento" perto do fim da intervenção. A estimativa da duração do tratamento para estes doentes baseia-se frequentemente apenas na experiência clínica subjectiva. Um maior conhecimento dos factores que podem afetar a duração do tratamento ortodôntico em pacientes com caninos superiores deslocados seria benéfico tanto para os ortodontistas como para os seus pacientes (Stewart *et al.*, 2001). Os pacientes com caninos deslocados são vistos como mais difíceis e demorados de tratar do que a média dos pacientes ortodônticos (Stewart, 2001).[13]

Alguns investigadores relacionaram a redução do número e tamanho de certos dentes com a ocorrência do fenómeno PDC. Aumentos estatisticamente significativos na agenesia de terceiros molares e segundos pré-molares inferiores ocorrem em associação com a PDC. As reduções de tamanho dos dentes associadas à PDC foram estudadas apenas para o incisivo lateral superior, que frequentemente é notado em seu fenótipo em forma de pino nos casos de PDC.[6]

A presente dissertação bibliográfica centra-se no diagnóstico, etiologia e intervenção em casos de caninos deslocados palatalmente.

Capítulo 1

ETIOLOGIA

A maioria das impactações de caninos diverge do sítio eruptivo normal em uma das duas direções: palatina ou facial. Essas duas malposições dos caninos são, na verdade, fenómenos muito diferentes, embora raramente tenham sido consideradas separadamente em estudos de dentes impactados. O deslocamento facial do canino superior é geralmente devido a um espaço inadequado na arcada, e acaba resultando em erupção na maioria dos casos. Em contraste, o deslocamento palatino do canino superior é uma anomalia posicional que geralmente ocorre apesar do espaço adequado na arcada e que, carateristicamente, leva à impactação do dente, a menos que medidas como a extração do canino decíduo, exposição cirúrgica e tratamento ortodôntico sejam implementadas em momentos apropriados.[15]

Oitenta e cinco por cento das cúspides permanentes maxilares impactadas são impacções palatinas, e 15% são impacções labiais. Um espaço inadequado na arcada e uma posição de desenvolvimento vertical estão frequentemente associados a impacções vestibulares de caninos. Se as cúspides impactadas vestibularmente irrompem, elas o fazem verticalmente, vestibularmente e mais alto no alvéolo. Devido ao osso palatino mais denso e à mucosa palatina mais espessa, bem como a uma posição mais horizontal, as cúspides deslocadas palatinas raramente erupcionam sem necessitar de tratamento ortodôntico complexo. Os caninos superiores em erupção palatina ou impactados ocorrem duas vezes mais frequentemente em mulheres do que em homens, têm uma elevada associação familiar e são 5 vezes mais comuns em caucasianos do que em asiáticos. Não é raro que a impactação do canino superior ocorra bilateralmente, embora as erupções ectópicas unilaterais sejam mais frequentes.[11]

Os caninos impactados são na sua maioria assintomáticos e muitas vezes não têm uma causa óbvia de impactação. A etiologia exacta da impactação é desconhecida, mas foi sugerida uma série de factores multifactoriais que a influenciam. Estes são melhor classificados como localizados e generalizados. As teorias mais comuns relativamente à etiologia da impactação do canino superior incluem as teorias de orientação e as teorias genéticas.

Os caninos superiores têm o caminho de erupção mais longo de todos os dentes permanentes. Normalmente, sua inclinação em relação à linha média aumenta mesialmente até que o ângulo máximo seja atingido aproximadamente aos 9 anos de idade. Após esta idade, o alinhamento axial torna-se mais vertical com o movimento horizontal da cúspide em direção distal.[16] A cúspide move-se em direção ao plano oclusal, verticalizando-se gradualmente até parecer bater na face distal da raiz do incisivo lateral. Em seguida, parece ser desviada para uma posição mais vertical; no entanto, muitas vezes irrompe na cavidade oral com uma inclinação mesial acentuada.[14]

Broadbent cunhou pela primeira vez a expressão "patinho feio" para descrever o estágio de desenvolvimento associado ao alargamento distal das coroas dos incisivos laterais superiores e da ponta mesial das raízes, à medida que os caninos permanentes descem pela superfície distal da raiz do incisivo lateral. Os incisivos laterais erguem-se mais tarde, quando os caninos superiores permanentes já irromperam para além da metade apical da raiz do incisivo lateral e estão mais perto de emergir na boca.[16]

Jacoby citou observações clínicas em que, de 46 caninos superiores não irrompidos que necessitavam de exposição cirúrgica para tração ortodôntica, 40 eram colocados palatalmente e 6 eram labiais. Desses, ele afirmou que 85% dos caninos impactados palatalmente tinham espaço suficiente para erupção na arcada dentária. Afirmou também que é impossível imaginar que, numa deficiência de comprimento da arcada, o canino superior vá "saltar" para o lado lingual, atrás do incisivo lateral ou do primeiro pré-molar. O canino superior está rodeado pela cavidade nasal, pela órbita e pela parede anterior do seio maxilar, estando em contacto com as coroas e as raízes do incisivo lateral, do primeiro pré-molar e do canino decíduo. Assim, se o canino superior estiver impactado devido a uma deficiência no comprimento da arcada, isso só pode ocorrer na face vestibular, pois, em termos de desenvolvimento, ele é posicionado labialmente. Jacoby sugeriu ainda que a explicação para a impactação palatina poderia ser um espaço excessivo na área do canino. Esse espaço excessivo permitiria que o canino se movesse palatalmente no osso e encontrasse um lugar atrás dos botões dos outros dentes.[19]

A etiologia exacta das cúspides maxilares impactadas palatinas é desconhecida; no entanto, duas teorias comuns podem explicar o fenómeno: **a teoria da orientação e a teoria genética**.

Teoria de orientação do deslocamento do canino palatino

De acordo com a **teoria da orientação**, na sua forma mais simples, o canino carece de guia durante o percurso de erupção devido ao espaço extra na parte apical da maxila, devido a um incisivo lateral hipoplásico ou ausente. Esta teoria sustenta que os caninos deslocados palatalmente são frequentemente encontrados em dentições com laterais em forma de cavilha ou ausentes, dentes supranumerários, odontomas, transposição de dentes, dentições espaçadas e de desenvolvimento tardio. Mesmo que essas anomalias sejam determinadas geneticamente, a teoria da orientação afirma que o deslocamento do canino palatino não tem uma associação genética semelhante, mas ocorre como resultado desses distúrbios ambientais locais.[14] Durante o desenvolvimento normal, o broto do dente canino permanente origina-se apicalmente, distalmente e palatalmente até sua posição final na arcada. A superfície distal da raiz do incisivo lateral fornece orientação em um estágio crucial no caminho de erupção não linear do canino para redirecionar o dente para baixo. Quando o incisivo lateral está ausente, o canino continuará seu caminho palatino e mesialmente, seguindo o caminho de menor resistência.[17]

Num estudo controlado e aleatório de 19 indivíduos seleccionados entre 12.000 pacientes tratados consecutivamente, Becker *et al. (1981),* investigaram a hipótese de que a deslocação palatina dos caninos estava sob influência genética e concluíram que, apesar de se ter demonstrado que os incisivos laterais em forma de cavilha ou ausentes estavam associados à deslocação palatina dos caninos, a frequência de impactação era desigual em cada paciente com um incisivo lateral ausente de um lado e um incisivo lateral em forma de cavilha ou reduzido do outro. A relação entre o deslocamento do canino palatino e o desenvolvimento do incisivo lateral de tamanho normal também foi estudada por Becker *et al,* em que as dimensões vestibulo-linguais e mesio-distais de todos os dentes erupcionados mesialmente ao primeiro molar foram medidas em 58 pacientes tratados (37 homens, 21 mulheres) com caninos deslocados palatalmente e comparadas com um grupo de controlo de 40 pacientes tratados (20 homens, 20 mulheres) com caninos normalmente erupcionados, e verificaram que o único dente que apresentou uma redução estatisticamente significativa ($p<0,01$) na dimensão vestibulo-lingual para ambos os sexos foi o incisivo lateral. A influência do ambiente local como uma das principais causas de deslocamento palatino dos caninos foi apoiada por outro estudo retrospetivo de Chaushu *et al.* que estudaram o estado de erupção dos caninos superiores permanentes não irrompidos de setenta e cinco pacientes com anomalias incisivas ipsilaterais (incisivo permanente impactado), enquanto o lado contralateral foi usado como controlo. Verificaram que a prevalência de caninos deslocados no lado afetado foi de 41,3%, significativamente maior do que no outro lado (4,7%). Além disso, 9,5% desses caninos estavam deslocados palatalmente. A aglomeração também pode desempenhar um papel como causa ambiental da deslocação, embora Jacoby, em 46, e Stellzig *et al.*, em 70 caninos com impacto palatino, tenham encontrado suficiência no comprimento da arcada em 85 e 82%, respetivamente.[14]

Ao aplicar a "teoria da orientação" da erupção dos caninos superiores à ocorrência de incisivos anómalos com PDCs, seria de esperar encontrar uma maior percentagem de agenesia lateral permanente maxilar ipsilateral do que laterais pequenas ou em forma de pino. Becker explica essa aparente contradição descrevendo uma teoria de orientação que contém 5 partes:

1. "Erupção normal", em que o incisivo lateral fornece uma orientação adequada para a erupção
2. "Impactação na primeira fase", em que um incisivo lateral de forma anómala e/ou com desenvolvimento tardio não oferece orientação ao canino em erupção, impedindo a erupção na direção vertical e contribuindo para a impactação mesial/palatina
3. "Impactação de primeira fase com correção secundária", em que a impactação é corrigida naturalmente
4. "Impactação de segunda fase", em que a localização de um lateral anómalo de desenvolvimento tardio ou a presença de um canino decíduo com retenção excessiva durante esse período crítico impede a correção do movimento; e

5. "Impactação de segunda fase com correção secundária", em que a extração de um canino decíduo sobre-retido ou de um lateral anómalo abre espaço para a erupção do canino.[17]

Teoria genética do deslocamento do palato dos caninos

A teoria genética atribui a anomalia de erupção do canino permanente superior como resultado de um distúrbio de desenvolvimento da lâmina dentária. Essa teoria indica múltiplas categorias de evidências para a origem genética dos caninos impactados palatalmente, como a ocorrência familiar e bilateral, diferenças de sexo, bem como uma maior ocorrência de outras associações dentárias recíprocas significativas, como a erupção ectópica dos primeiros molares, a infraoclusão dos molares decíduos, a aplasia dos pré-molares e de um terceiro molar. Pirinen *et al.* mostraram que 106 pacientes com caninos deslocados palatalmente tinham parentes de primeiro e segundo graus com algumas anomalias dentárias. A hipodontia foi observada em 19 a 20% dos parentes de primeiro e segundo graus, o que é 2,5 vezes mais do que a prevalência na população normal. A prevalência de dentes perdidos também foi de 4,9%, o que novamente é 2,5 vezes mais do que a prevalência na população. Eles sustentaram que o canino deslocado palatalmente pertencia ao espetro de anormalidades dentárias relacionadas à hipodontia. Peck *et al.* examinaram a especificidade dos sítios de gênese dentária associados à ocorrência de 58 caninos deslocados palatalmente. Os caninos deslocados palatalmente associaram-se significativamente ($p<0,01$) com a agenesia dos terceiros molares. Este tipo de anomalias dentárias pertence ao chamado campo orofacial posterior; uma condição de maior suscetibilidade a defeitos de desenvolvimento nos elementos distais de uma série dentária. Factores de transcrição como o MSX1 e o PAX9, que têm sido correlacionados com a agenesia de molares, podem estar envolvidos na deslocação palatina dos caninos. Sacerdoti e Baccetti, em uma extensa avaliação de 5000 pacientes ortodônticos, mostraram que o deslocamento unilateral dos caninos palatinos correlacionou-se significativamente ($p<0,05$) com a aplasia dos incisivos laterais superiores, enquanto o deslocamento bilateral dos caninos ($p<0,05$) com a agenesia dos terceiros molares, apoiando a etiologia genética do deslocamento dos caninos palatinos. Shalish *et al.* concluíram, num estudo com 99 pacientes ortodônticos com molares decíduos infra-ocluídos, que existiam associações significativas ($p<0,05$) entre a presença de infra-oclusão e outras anomalias dentárias congénitas, incluindo o deslocamento dos caninos palatinos.[14]

Peck e Peck descreveram 5 factores principais que apoiam a teoria genética:

1. Prevalência de outras anomalias dentárias em pacientes com caninos impactados palatalmente
2. Caninos com impacto palatino bilateral
3. O dimorfismo sexual demonstrado pela prevalência de caninos afectados sugere um possível envolvimento dos cromossomas sexuais
4. A tendência familiar dos caninos impactados ou ectópicos
5. Prevalência racial diferente

Guidance Theory	Genetic Theory
Jacoby H. Am J Orthod Dentofacial Orthop 1983; 84: 125-132. *85 per cent of impacted canines located palatal because of maxillary excess space.*	Peck L et al. Angle Orthod 1994; 64(4): 249-56. *The PDC appears to be a product of polygenic, multifactorial inheritance because of concomitant occurrence with other dental anomalies, sex and populations differences, site specificity and familial tendency.*
Brin I et al. Eur J Orthod 1986; 8: 12-16. *There is a direct cause and effect relationship between the peg shape or missing laterals and PDCs.*	Peck S et al. Angle Orthod 1996; 66: 473-76. *In PDCs subjects, the rate for associated third molar agenesis is twice the normal rate, while lateral incisor agenesis was slightly above of no statistical significance. Site-specificity tooth agenesis associated with PDCs.*
Zilberman Y et al. Eur J Orthod 1990; 12: 135-39. *PDCs occur in families including small and late developed lateral incisors.*	Pirinen S et al. J Dent Res 1996; 75: 1742-46. *Increased prevalence of PDCs and congenital missing permanent teeth in the family group. The PDCs belong to the spectrum of dental abnormalities related to hypodontia.*
Stellzig A et al. Fortschr Kieferorthop 1994; 55: 97-103. *In 35% of the cases there is a correlation between peg shaped laterals and PDCs.*	Baccetti T. Angle Orthod 1998; 68: 267-74. *Significant associations were found among i) aplasia of second premolars ii) small size of maxillary lateral incisors iii) infraocclusion of primary molars and iv) PDCs, suggesting a common genetic origin for these conditions.*
Mossey PA et al. Br J Orthod 1994; 21: 169-74. *There is a weak relationship between peg shape or missing laterals and PDCs.*	Shapira J et al. Angle Orthod 2000; 70: 290-6. *High prevalence of third molar agenesis, canine impaction and maxillary canine/first premolar transposition.*
Becker A et al. Clin Orthod Res 1999; 2: 62-6. *PDCs is not under genetic control but local environmental factors involved in their impaction*	Peck S et al. Am J Orthod Dentofacial Orthop 2002; 122: 657-60. *Transcription factors such as MSX1 and PAX9, which have been associated with agenesis of molars, might be involved in the genetic control of PDCs.*
Becker A and Chaushu S. Am J Orthod Dentofacial Orthop 2000; 117: 657-62 *Delayed dental development is another cause of PDCs.*	Leifert S, Jonas IE. J Orofac Orthop 2003; 64: 108-120. *The PDCs is significantly higher in patients with peg shape or congenital aplasia of upper lateral incisors, impacted and congenitally missing teeth and deep bite.*
Becker A et al. Eur J Orthod 2002; 24: 313-18. *There is a dimensional reduction in the maxillary teeth of patients with PDCs.* Chaushu S et al. Am J Orthod Dentofacial Orthop 2003; 124:144-50. *Environmental factors involved in the impaction of maxillary central*	Sacerdoti R and Baccetti T. Angle Orthod 2004; 74: 725-32. *Unilateral PDC was associated with aplasia of upper lateral incisors, whereas bilateral PDC was associated with aplasia of third molars. Increased prevalence in deep bite cases* Shalish M et al. Angle Orthod 2010; 80: 440-5. *Statistically significant associations were observed between the presence of infraocclusion and the occurrence of tooth agenesis, microdontia of maxillary lateral incisors, PDC, and distal angulation of second mandibular molars.*

incisivo e o trajeto de erupção do canino maxilar ipsilateral.

Factores etiológicos associados a caninos deslocados[16]

A. LOCALIZADO

1. Discrepâncias entre o tamanho do dente e o comprimento da arcada

2. Falha na reabsorção da raiz primária do canino
3. Retenção prolongada ou perda precoce do canino primário
4. Anquilose do canino permanente
5. Quisto ou neoplasia
6. Dilaceração da raiz
7. Ausência do incisivo lateral maxilar
8. Variação do tamanho da raiz do incisivo lateral
9. Variação no tempo de formação da raiz do incisivo lateral
10. Factores iatrogénicos
11. Factores idiopáticos

B. SISTÉMICA

1. Deficiências endócrinas
2. Doença febril
3. Irradiação

C. GENÉTICA

1. Germe dentário mal posicionado hereditário
2. Presença de fenda alveolar

Apesar de a literatura ortodôntica estar repleta de artigos que apresentam a opinião inabalável de vários pesquisadores a favor de uma única causa geral para sua ocorrência, existem muitas e variadas causas para o deslocamento do canino superior. As causas podem ser divididas entre as que se devem a obstrução local, as que se devem a patologia local, as que se devem a um desvio ou perturbação do desenvolvimento normal dos dentes adjacentes e as que se devem diretamente a factores hereditários/genéticos.

A. Obstrução local

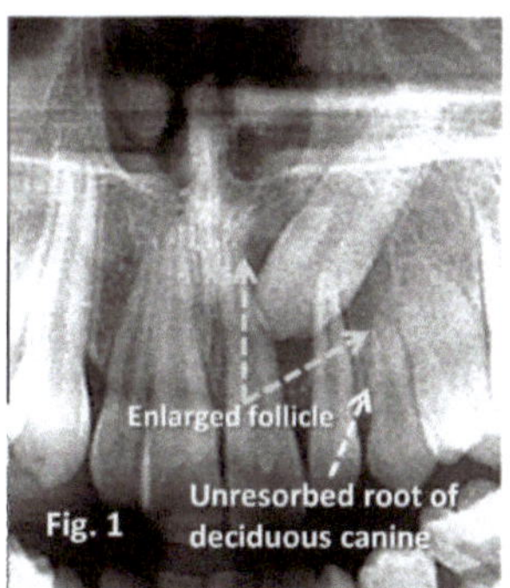

Fig. 1. Vista panorâmica de uma rapariga de 12 anos de idade com um canino maxilar esquerdo impactado palatalmente. Existe um folículo dentário alargado em redor da coroa e o canino decíduo tem uma raiz longa e não reabsorvida.

A partir da impressão obtida de uma avaliação clínica e radiográfica de vários casos de caninos impactados, Lappin observou que os caninos decíduos eram frequentemente retidos em excesso, muitas vezes com uma raiz longa e não reabsorvida presente (Fig. 1). Ele especulou que a causa da anomalia era a não reabsorção do canino decíduo. É importante enfatizar que este não foi um estudo controlado, mas apenas conclusões que ele tirou do que observou. Embora não se conheça o mecanismo de reabsorção radicular de um dente decíduo, sabe-se que ela ocorre quando há proximidade do folículo pericoronário de um dente permanente não irrompido. Sendo assim, é igualmente plausível argumentar o inverso, ou seja, que a reabsorção não ocorreu devido à distância do dente permanente e, portanto, que a raiz não reabsorvida do canino decíduo não é a causa do deslocamento, mas o seu resultado.

Por outro lado, a conclusão de Lappin pode ser justificada, uma vez que vários estudos demonstraram que a extração profiláctica dos caninos decíduos, nos casos em que existe uma potencial impactação dos caninos permanentes superiores, parece encorajar a erupção espontânea da maioria dos caninos permanentes deslocados de forma bastante acentuada.

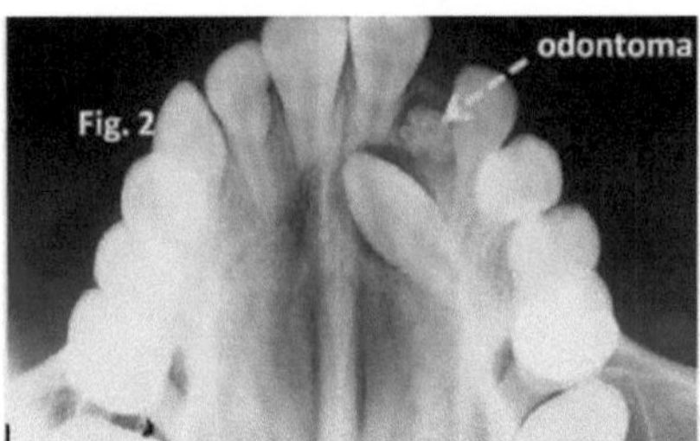

Fig. 2. Odontoma impedindo a erupção do canino.

A partir de trabalhos paralelos relacionados aos incisivos impactados, sabemos que a patologia dos tecidos duros na área imediata pode causar o deslocamento de um dente em desenvolvimento. A primeira entidade que vem à mente é o dente supranumerário ou odontoma, um diagnóstico que é altamente definitivo e apresenta um papel etiológico que é facilmente compreendido. Embora seja uma causa potente de impactação e seja frequentemente observada em relação a incisivos centrais impactados, dentes supranumerários e odontomas na região dos caninos são incomuns (Fig. 2).

Mas talvez um pouco mais surpreendente seja a constatação de que, nos casos unilaterais de impactação do incisivo central, seja por obstrução por um dente supranumerário ou odontoma, seja por dilaceração ou trauma recente, há uma frequência fenomenalmente alta de distúrbio de erupção do canino do mesmo lado.[11] Esta investigação revelou que houve um aumento significativo na prevalência e severidade de caninos deslocados do lado ipsilateral (41,3%), dos quais o deslocamento palatino ocorreu em 9,5%, o deslocamento vestibular em 30,2% e a transposição canino-incisivo lateral em

1,6% dos pacientes. Isto comparado com 4,7% no total do lado contralateral. Metade dos caninos deslocados para vestibular no lado ipsilateral foram pseudotranspostos com o incisivo lateral adjacente.

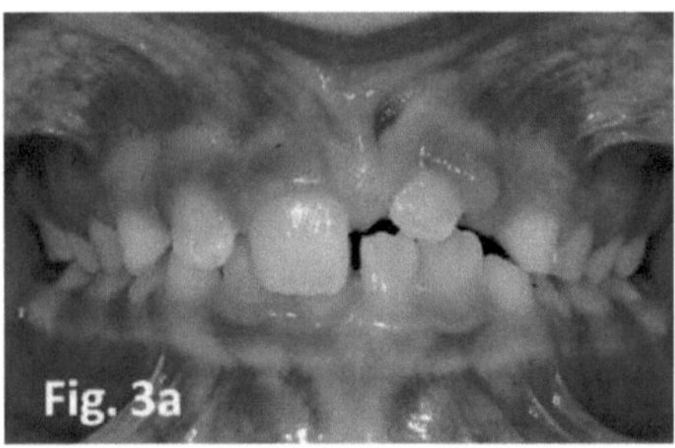

Fig. 3a: Vista intra-oral de uma criança de 8 anos de idade com um incisivo central esquerdo não erupcionado. O incisivo lateral adjacente erupcionou e está fortemente inclinado para mesial, invadindo o espaço do dente em falta.

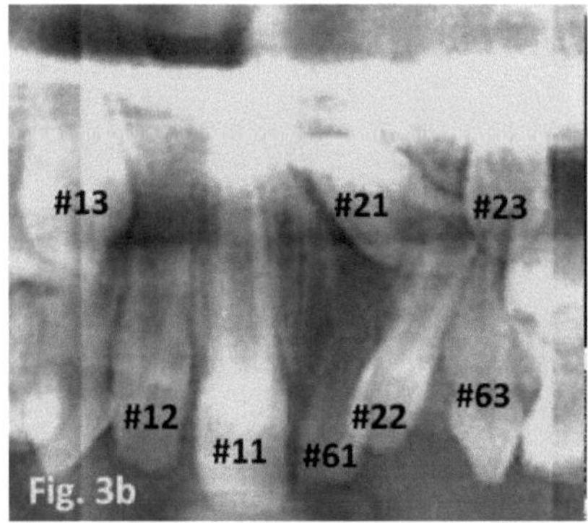

Fig. 3b: Filme panorâmico do paciente da Fig. 3a tirado antes da extração do incisivo central decíduo (#61). O incisivo central permanente (#21) está dilacerado com a sua coroa na área da espinha nasal anterior. O longo eixo do incisivo lateral (#22) está fortemente inclinado, deslocando a extremidade da raiz para distal e em estreita relação com a coroa do canino (#23).

Estas características anormais podem ser explicadas pelo facto de o incisivo lateral inclinar-se mesialmente para invadir o espaço do incisivo central não irrompido num grau considerável (Fig. 3a). O corolário disso é que o ápice da raiz se inclina para distal e para uma posição em que interfere com o caminho de erupção do canino não irrompido.

Mais uma vez, este facto ilustra a existência de fortes influências ambientais na erupção canina (Fig. 3b).

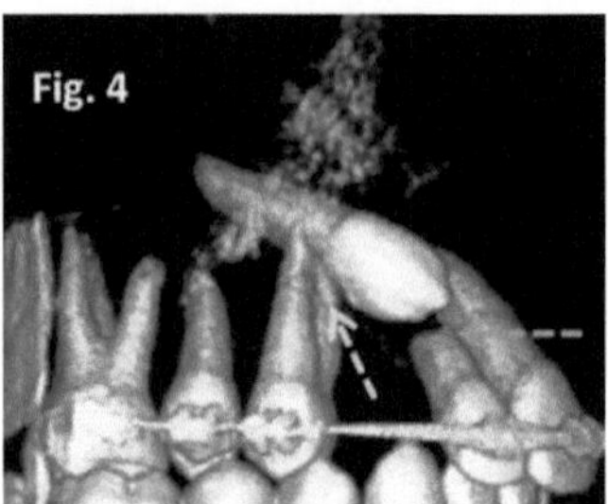

Fig. 4. Uma captura de ecrã 3D de TC de feixe cónico de um canino maxilar direito impactado para mostrar como a orientação da raiz palatina de um primeiro pré-molar pode causar a impactação do canino.

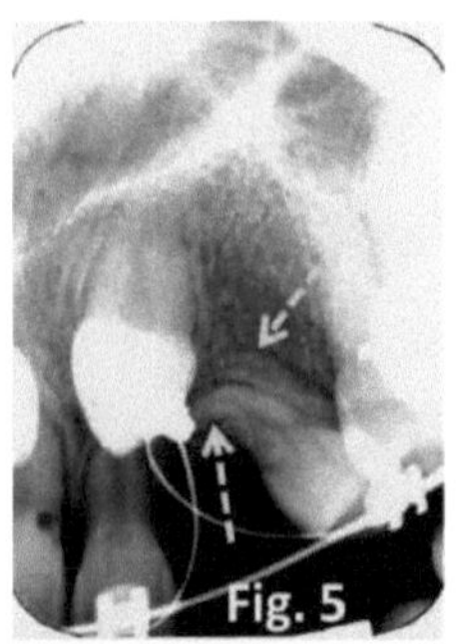

Fig. 5. Esta vista periapical de outro paciente foi tirada para verificar porque é que não havia progresso na tentativa de resolução da impacção do canino. Ambas as raízes do primeiro pré-molar podem ser vistas a rodar mesialmente no seu terço apical (setas) e encontram-se no caminho direto do canino impactado.

Na vizinhança imediata do canino, a sequência de erupção dos dentes dita que o incisivo lateral superior e o primeiro pré-molar precedem o canino em 3 anos e 1 ano, respetivamente. Enquanto o canino estiver na sua posição eruptiva normal, ou seja, ligeiramente vestibular à linha da arcada dentária, o seu trajeto de erupção permitir-lhe-á erupcionar sem obstáculos. No entanto, se estiver no alto do alvéolo e se o pré-molar tiver erupcionado com uma rotação mesio-bucal (uma rotação no sentido dos ponteiros do relógio quando visto a partir da oclusão), então a raiz palatina do pré-molar será rodada mesialmente e para a frente, diretamente no caminho do canino (Fig. 4). Em certas situações muito incomuns, a raiz ou raízes do pré-molar podem apresentar uma rotação mesial no seu terço apical, o que também constituirá um obstáculo formidável no caminho do canino (Fig. 5). Assim, uma orientação rotacionada ou uma anatomia radicular anormal do primeiro pré-molar adjacente pode fornecer o impedimento que se torna a causa da impactação do canino permanente superior.

B. Patologia local

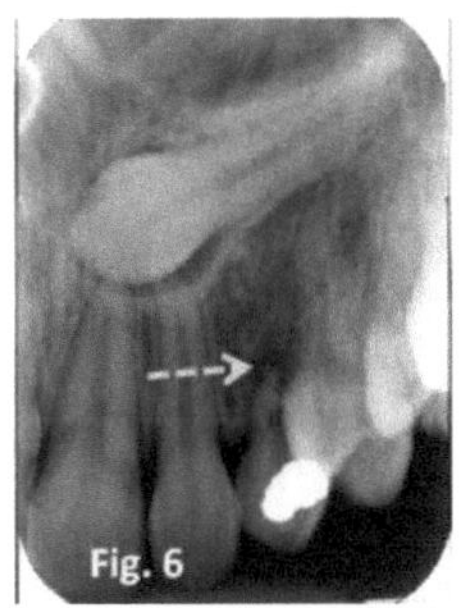

Fig. 6. Vista periapical de um canino palatino. O canino decíduo tem uma restauração distal, não é vital e pode ser visto como apresentando patologia periapical (seta).

As lesões dos tecidos moles relacionadas com a medicina dentária ocorrem com muita frequência e muitas vezes passam despercebidas ou são ignoradas. No entanto, podem constituir factores etiológicos significativos. Os caninos decíduos com excesso de retenção são geralmente não-vitais aos 12 anos de idade, devido a cáries, trauma ou desgaste extremo. O granuloma periapical crónico resultante, por si só, é uma lesão inflamatória dos tecidos moles que terá um efeito potente na interrupção da erupção ou no desvio do caminho de erupção de um dente em desenvolvimento adjacente (Fig. 6).

A extração de um canino decíduo doente elimina geralmente o granuloma e, com ele, o fator de deslocação para o dente permanente. As investigações sobre a eficácia da extração profilática dos caninos decíduos foram referidas acima. A inclusão ou não de casos com caninos decíduos não vitais nas amostras dos estudos não foi mencionada nas secções de Métodos e Materiais desses artigos. É lícito perguntarmo-nos quantos caninos decíduos das amostras estudadas não eram vitais. Uma grande percentagem dos caninos permanentes tinha mais tarde erupcionado espontaneamente no que se afirmava ser a sequência aparente da extração do antecessor decíduo. Pode argumentar-se que a sua erupção bem sucedida foi atribuída à eliminação simultânea da lesão periapical.

Em casos raros, um granuloma evolui para um quisto radicular, estimulando os restos de Malassez na área e este balão em expansão, ocupando espaço, túrgido e revestido de epitélio, cheio de líquido, deslocará os dentes adjacentes não irrompidos. É mais provável, no entanto, que um granuloma de longa duração no ápice de um canino decíduo possa induzir uma alteração cística no saco folicular do canino permanente adjacente não irrompido, que começa como um aumento benigno do saco folicular que circunda o canino permanente e aumenta até se tornar um cisto dentígero. A pressão hidrostática dentro do cisto supera a força inata de erupção do dente, interrompendo o progresso descendente do dente e até mesmo fazendo com que o dente "recue" em casos mais avançados. O cisto pode continuar a aumentar lateralmente, iniciando pressão de reabsorção do osso adjacente, até que o revestimento do quisto entre em contacto com as raízes dos dentes adjacentes, deslocando-os para uma área adjacente de osso potencialmente reabsorvível.

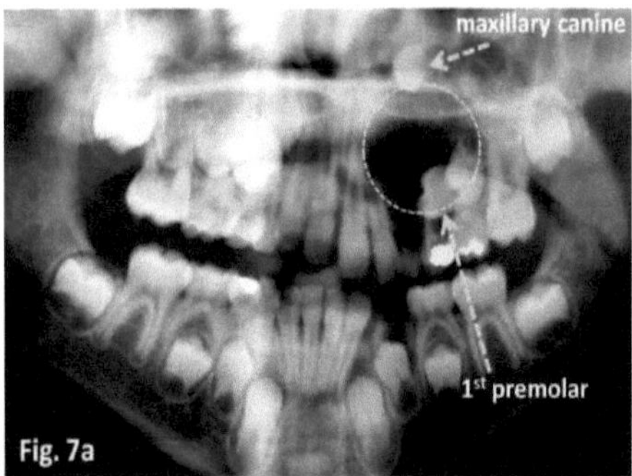

Fig. 7a. Um grande quisto ocupa grande parte do lado esquerdo do maxilar (aproximadamente demarcado pelo anel amarelo). A raiz do incisivo lateral foi inclinada mesialmente em contacto com a raiz do incisivo central. O primeiro pré-molar encontra-se horizontalmente no fundo do quisto e o canino foi empurrado para cima e inclinado quase horizontalmente. Este parece ser um quisto radicular resultante do primeiro molar decíduo não vital.

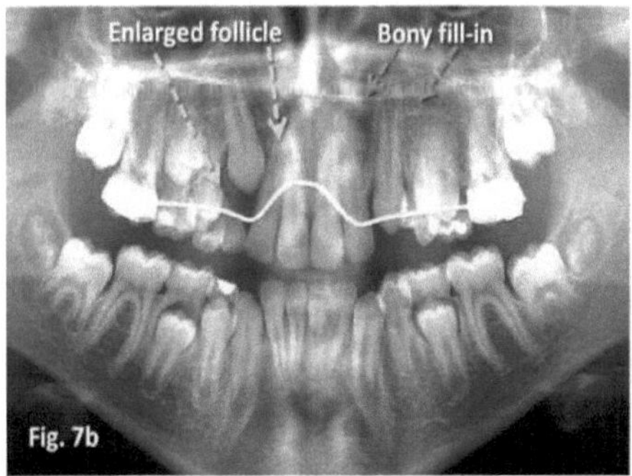

Fig. 7b. Após a marsupialização do quisto, o canino progrediu rapidamente com um excelente preenchimento do osso alveolar atrás dele para eliminar a antiga cavidade do quisto (setas cor de laranja). O pré-molar está verticalizado. Note-se o grande quisto eruptivo que engloba a coroa do canino superior direito (setas amarelas). Um mantenedor de espaço na arcada palatina foi colocado imediatamente após a cirurgia. Não foi efectuado qualquer outro tratamento.

Um dos métodos de tratamento de um quisto dentígero consiste na abertura do quisto para o exterior - marsupialização - permitindo a drenagem e desactivando eficazmente o fator de deslocação. A área anteriormente ocupada pelo quisto permanece revestida por epitélio folicular. Sem o aumento da pressão hidrostática, o osso começa novamente a ser preenchido por detrás deste revestimento epitelial, que sofre metaplasia à medida que se torna contínuo com o epitélio oral. A cavidade residual do quisto encolhe lentamente e os dentes que anteriormente se encontravam na parede do quisto começam a migrar com o osso que regressa para posições mais acessíveis. Mais uma vez, portanto, a extração profiláctica de um canino decíduo para resolver uma potencial impactação palatina do canino pode ser bem sucedida na produção de erupção espontânea, devido à rutura simultânea e inadvertida e à evacuação de um saco folicular associado e alargado/quisto dentígero precoce (Fig. 7). Este facto também foi belamente ilustrado em vários relatos de casos publicados.

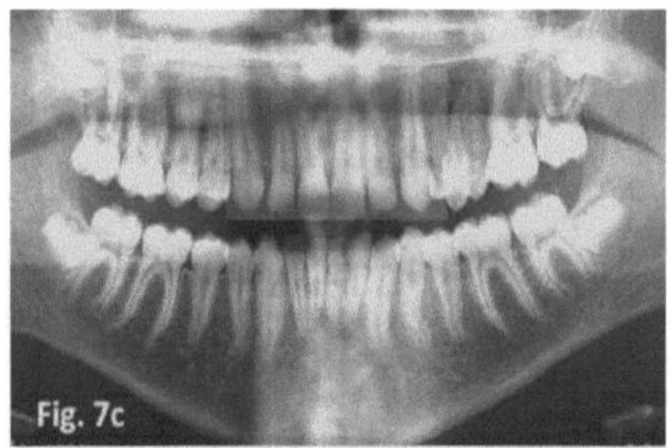

Fig. 7c. Após a extração do canino decíduo do lado direito, o quisto eruptivo dispersou-se e existe um bom preenchimento ósseo após a erupção autónoma de ambos os caninos.

Os traumatismos na face podem causar laceração dos tecidos moles dos lábios e da bochecha e já nos referimos aos traumatismos na região dos incisivos que causam secundariamente perturbações na erupção do canino. Os traumatismos podem também ser transmitidos ao maxilar superior e provocar a deslocação do dente canino não erupcionado ou uma dilaceração da sua raiz em desenvolvimento, sobretudo na criança mais nova. Na sequência de incidentes deste género, o dente pode ficar impactado.[18]

Capítulo 2

DIAGNÓSTICO

A deteção precoce de caninos maxilares impactados pode reduzir o tempo de tratamento, a complexidade, as complicações e os custos. Idealmente, os pacientes devem ser examinados aos 8 ou 9 anos de idade para determinar se o canino está deslocado de uma posição normal no alvéolo e avaliar o potencial de impactação. O clínico pode investigar a presença e a posição da cúspide usando 3 métodos simples:

- Inspeção visual
- Palpação
- Radiografia

Antes de ser tomada a decisão sobre o tratamento, teriam sido considerados vários factores diagnósticos e radiográficos do doente, incluindo[11]

(1) idade do paciente

(2) saúde dentária geral e higiene oral

(3) se existe espaço disponível na arcada ou se pode ser disponibilizado para o alinhamento do canino permanente

(4) a aptidão do primeiro pré-molar para substituir um canino permanente

(5) a posição radiográfica é favorável

(6) motivação do paciente para usar aparelhos ortodônticos

(7) contra-indicações médicas para a cirurgia.

De acordo com Moss, durante a avaliação clínica do doente, devem ser tidos em conta os seguintes aspectos

(1) a quantidade de espaço na arcada para o canino não irrompido

(2) a morfologia e a posição dos dentes adjacentes

(3) os contornos do osso

(4) a mobilidade dos dentes e

(5) a avaliação radiográfica para determinar a posição do canino; o seu ápice, coroa e direção do eixo longitudinal.[19]

Inspeção visual

Os sinais clínicos que podem indicar cúspides succedâneas ectópicas ou impactadas incluem a ausência de uma protuberância canina no sulco vestibular até os 10 anos de idade, cúspides primárias com retenção excessiva, erupção tardia de sua sucessora permanente e assimetria na esfoliação e erupção dos caninos direito e esquerdo (Figura 8).

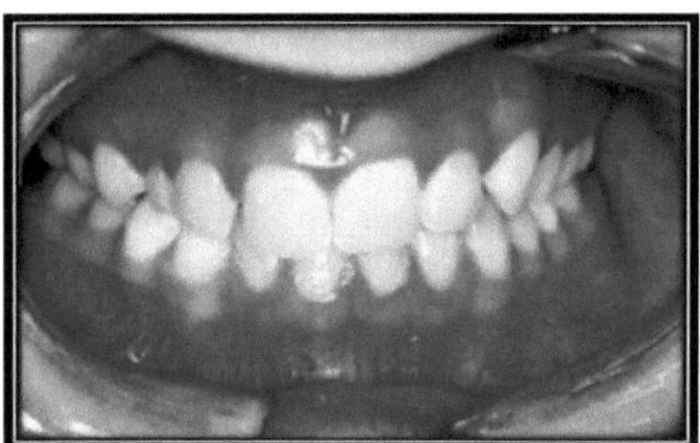

Fig. 8: O exame clínico revelou uma assimetria entre as cúspides direita e esquerda; a 53 estava excessivamente retida e sem mobilidade, enquanto a 63 tinha esfoliado naturalmente, permitindo que a 23 irrompesse na arcada. O 13 estava impactado palatalmente e necessitava de exposição cirúrgica e alinhamento ortodôntico.

As cúspides primárias que são retidas para além dos 13 anos de idade e não têm mobilidade significativa indicam fortemente a deslocação e impactação dos caninos permanentes. Embora **Power e Short** afirmem que o canino superior está atrasado na sua sequência de erupção se não tiver emergido até à idade de 12,3 anos nas mulheres e 13,1 anos nos homens, a correlação entre as idades cronológica e dentária é fraca e o desenvolvimento dentário global deve ser considerado quando se investiga a erupção tardia do canino.

Embora a ponta da coroa distal nos incisivos laterais superiores seja comum na fase de dentição mista antes da erupção dos caninos superiores, uma

A inclinação distal exagerada do incisivo deve aumentar a suspeita de um canino desviado mesialmente e impactado palatalmente. Nestes casos, a coroa do incisivo lateral pode estar inclinada distalmente porque a cúspide impactada está a exercer força no aspeto distal da raiz do incisivo lateral. Tais impactos palatinos também podem causar a rotação do incisivo lateral. Os incisivos laterais retroinclinados também podem ocorrer quando forças dirigidas para vestibular fazem com que a raiz se incline para vestibular e a coroa para palatino. Em casos graves, o incisivo central também pode ser afetado e a sua coroa pode ficar mal posicionada.
A quantidade de espaço na arcada dentária para um canino não irrompido pode ser avaliada através da realização de uma análise de espaço com um conjunto completo de registos ortodônticos. O espaço para o canino não irrompido pode ser ganho através da expansão da arcada maxilar, da proclinação dos incisivos superiores ou da extração dos pré-molares permanentes. A morfologia e a posição dos incisivos laterais adjacentes podem fornecer informações de diagnóstico sobre o canino potencialmente impactado. Os incisivos laterais são frequentemente em forma de pino ou subdimensionados adjacentes aos caninos superiores impactados. [19]

Palpação

Na inspeção visual, o operador verá normalmente uma protuberância labial na mucosa superior ao canino primário superior. Quando essa protuberância não é visível, a palpação intra-oral pode fornecer uma localização mais definitiva para o canino permanente. [19] A palpação da mucosa vestibular e lingual, usando os dedos indicadores de ambas as mãos simultaneamente, é recomendada para avaliar a posição dos caninos superiores em erupção. O tempo de erupção de um canino superior varia de 9,3 a 13,1 anos. Uma vez que os caninos são palpáveis de 1 a 1,5 anos antes de emergirem, a ausência da protuberância do canino após os 10 anos de idade é uma boa indicação de que o dente está deslocado da sua posição normal, sendo possível a erupção ectópica ou a impactação das cúspides maxilares. As assimetrias no processo alveolar não são consideradas significativas em crianças com menos de 10 anos, e as diferenças na palpação bilateral podem ser devidas a diferenças verticais nas taxas de erupção em idades jovens. No entanto, em pacientes com mais de 10 anos, uma assimetria bilateral palpável óbvia pode indicar que uma das cúspides permanentes está impactada ou em erupção ectópica. Na presença de um canino primário retido, a palpação pode mostrar algum grau de mobilidade do dente, indicando reabsorção radicular. Da mesma forma, pode ser observada a mobilidade do incisivo lateral devido à respiração.[20] Durante a palpação das estruturas intra-orais, o operador deve também avaliar a mobilidade de todos os dentes presentes. [19]

Radiografias

As radiografias são indicadas quando as protuberâncias dos caninos não estão presentes; o desenvolvimento e a erupção dos caninos direito e esquerdo são assimétricos (Figura 9); o desenvolvimento oclusal é avançado e não há protuberâncias palpáveis indicando a presença das cúspides no processo alveolar; e o incisivo lateral está atrasado na erupção, mal posicionado, ou tem uma inclinação labial ou palatina pronunciada em relação ao incisivo central adjacente.

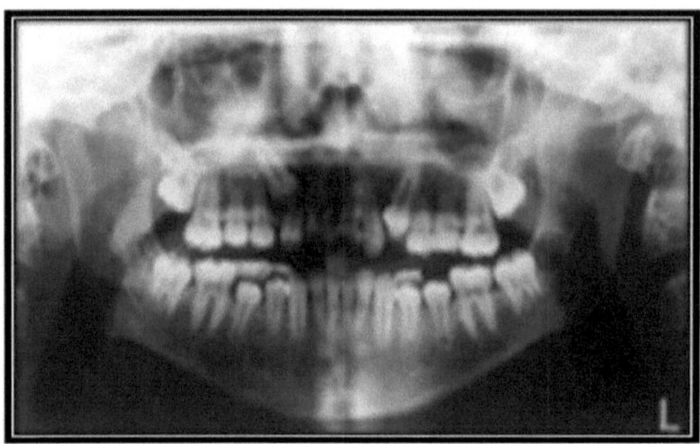

Fig. 9: Uma assimetria significativa das fases eruptivas das cúspides permanentes superiores pode ser um sinal de potencial impactação. O 13 estava impactado palatalmente e necessitou de exposição cirúrgica e alinhamento ortodôntico.

As radiografias exactas são fundamentais para determinar a posição dos caninos impactados e a sua relação com os dentes adjacentes, avaliar a saúde das raízes vizinhas e determinar o prognóstico e a melhor forma de tratamento. Uma radiografia panorâmica tirada em conjunto com 2 vistas periapicais obtidas usando a Regra de Clarke (Regra do Objeto Bucal ou SLOB - Same Lingual-Opposite Buccal) ou uma película oclusal maxilar a 60% (Figura 10) permite que os dentes impactados sejam localizados palatalmente ou bucalmente em relação aos dentes adjacentes.

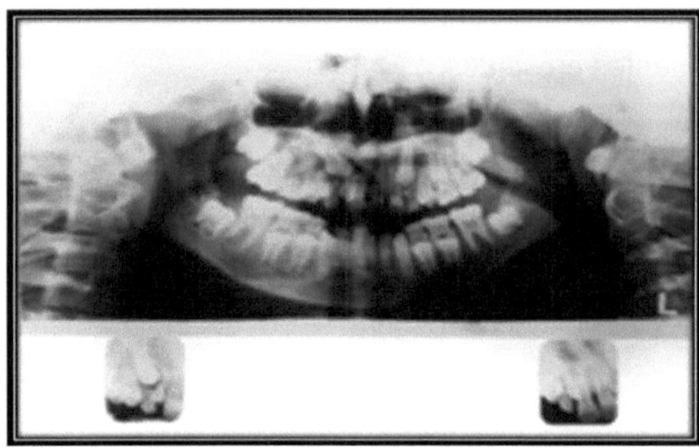

Fig. 10: O grau de assimetria da erupção do 13 e do 23 e a sobreposição do 13 com o I2 eram sinais de impactação. As radiografias panorâmicas e periapicais foram utilizadas para localizar o 13 no palato.

Ericson e Kurol constataram que as radiografias periapicais permitiram a localização precisa dos dentes em 92% dos casos avaliados. Embora os filmes periapicais sejam diagnósticos para a posição transversal, as radiografias oclusais são mais precisas para determinar as posições dos caninos em relação à linha média. As radiografias cefalométricas laterais também são úteis para avaliar a posição anteroposterior do dente deslocado, bem como sua inclinação e localização vertical no alvéolo. **Rayne** relatou que as radiografias fornecem as seguintes informações[20]
:

1. A posição do canino para vestibular, palatal ou em linha com a arcada.

2. Uma condição patológica associada à coroa do canino, por exemplo, reabsorção da coroa, formação de quisto ou reabsorção da raiz do incisivo.
3. A forma do ápice da raiz do canino e sua posição em relação às raízes dos dentes permanentes.
4. A obliquidade do eixo do canino.
5. A posição antero-posterior do ápice do canino.

A importância relativa do diagnóstico de factores radiográficos como a angulação do canino, a altura e a posição buco-palatina não foi avaliada. Por conseguinte, os factores radiográficos podem influenciar a decisão do ortodontista de expor, alinhar ou remover um canino permanente superior impactado:

(1) angulação do canino em relação à linha média

(2) altura vertical da coroa do canino

(3) posição antero-posterior do ápice da raiz do canino

(4) sobreposição da coroa do canino com o incisivo adjacente

(5) reabsorção radicular do incisivo adjacente

(6) posição lábio-palatina da coroa do canino

(7) posição lábio-palatina do ápice do canino.

Angulação do canino em relação à linha média

Uma linha média foi construída como mostrado na Fig. 11 e uma segunda linha foi desenhada através do ápice da raiz do canino e da ponta do canino. O ângulo entre as duas linhas deu a angulação do canino impactado em relação à linha média, que foi agrupada como:

Gradel: 0-15°

Grau 2: 16-30°.

Grau 3: 31°

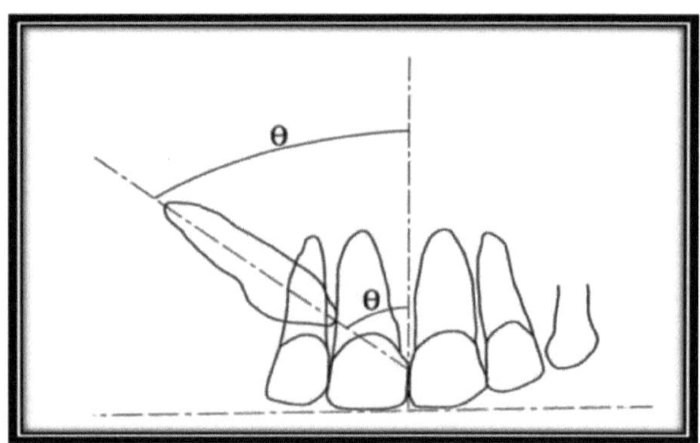

Fig.11: A angulação do canino em relação à linha média

Altura vertical da coroa do canino

A altura da coroa foi graduada em relação ao incisivo superior adjacente (Fig. 12):

Gradel : Abaixo do nível da junção cemento-esmalte (CEJ).

Grau 2: Acima da JCE, mas a menos de metade da raiz.

Grau 3: Mais de metade do comprimento da raiz, mas menos do que o comprimento total da raiz.

Grau 4: Acima do comprimento total da raiz.

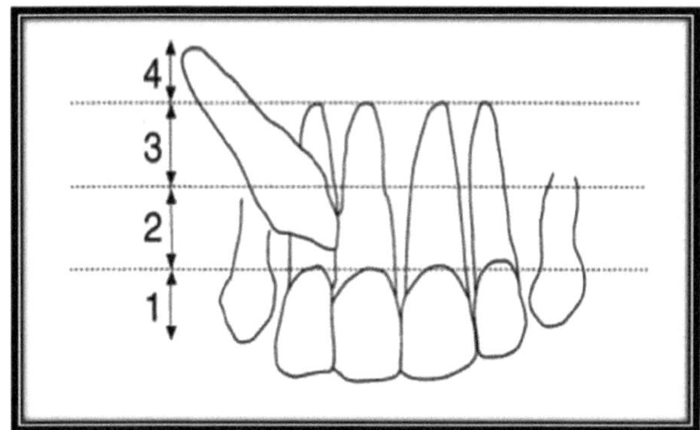

Fig. 12: A altura do canino na vertical

Posição do ápice da raiz do canino no sentido antero-posterior

O ápice da raiz do canino (Fig. 13) foi julgado como sendo

Gradel : Acima da região da posição canina.

Grau 2: Acima da região do primeiro pré-molar superior

Grau 3: Acima da região do segundo pré-molar superior.

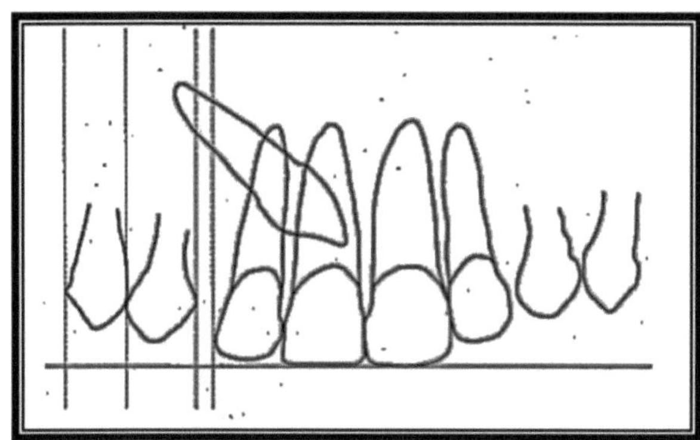

Fig. 13: A posição do ápice da raiz do canino na horizontal

Sobreposição do canino à raiz do incisivo adjacente

Julgado em relação à raiz do incisivo adjacente (Fig. 14):

Grau 1: Sem sobreposição horizontal.

Grau 2: Menos de metade da largura da raiz.

Grau 3: Mais de metade, mas menos de toda a largura da raiz.

Grau 4: Sobreposição completa da largura da raiz ou mais.

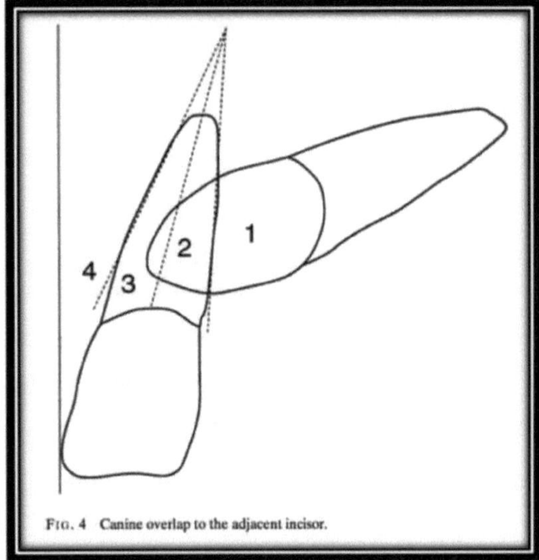

Fig.14: Sobreposição do canino ao incisivo adjacente

Presença de reabsorção radicular do incisivo adjacente

A presença ou ausência de reabsorção radicular do incisivo superior adjacente foi registada como sendo julgada a partir do exame do OPG, embora mais 50 por cento dos pacientes possam ter reabsorção radicular buco-lingual que não é diagnosticada por radiografia de rotina (Ericson e Kurol, 1987).

Posição lábio-palatina da coroa e da raiz do canino

Registа-se a posição lábio-palatina da coroa e da raiz do canino nas radiografias laterais do crânio.

No caso de existirem dois caninos superiores impactados, as variáveis radiográficas foram medidas para ambos os dentes, mas apenas os dados do pior dente foram registados.

Radiografias periapicais

Eles mostram a posição do canino em relação às raízes dos dentes adjacentes na dimensão ântero-posterior. Mostra o grau de formação radicular do canino não irrompido e a presença de qualquer patologia local, por exemplo, odontoma, possíveis alterações císticas e a extensão da reabsorção radicular dos dentes adjacentes.[20,21]

Outros sinais radiográficos que podem sugerir um percurso anormal de erupção são: assimetria óbvia entre as posições dos dois caninos superiores; ausência de reabsorção da raiz do canino primário no lado afetado; e reabsorção das raízes dos incisivos permanentes. Se existirem sinais de reabsorção dos incisivos, deve procurar-se aconselhamento e tratamento urgentes.

Técnica de paralaxe[22]

Este método, também conhecido como método de deslocamento do tubo, compara duas vistas da área tiradas com o tubo de raios X em duas posições diferentes.

Duas películas são colocadas sucessivamente na mesma posição e expostas utilizando duas direcções diferentes do tubo de raios X. Normalmente, há uma deslocação de 20-30 graus entre cada exposição. Se os objectos forem observados em ângulos diferentes, as suas posições relativas alteram-se devido à paralaxe. O objeto mais distante viaja na mesma direção, enquanto o objeto mais próximo viaja na direção oposta. A técnica de paralaxe pode ser efectuada utilizando radiografias periapicais, oclusais ou panorâmicas. Deve notar-se, no entanto, que um objeto colocado bucal ou labialmente se desloca com o tubo numa radiografia panorâmica, uma vez que o tubo está situado atrás do doente.

A figura 15 mostra um canino palatino numa película periapical tirada com o tubo posicionado para a frente ou mesialmente e uma segunda película tirada com o tubo posicionado mais distalmente dá uma imagem que aparentemente mostra a coroa do canino numa posição diferente em relação às raízes adjacentes.

Neste caso, a imagem do canino parece ter-se deslocado para distal quando comparada com a primeira película, ou seja, na mesma direção em que o tubo foi deslocado, o que indica que o canino se encontra palatino em relação aos outros dentes. Um deslocamento aparente na direção oposta ao deslocamento do tubo indicaria que o dente se encontra bucalmente em relação aos outros dentes.

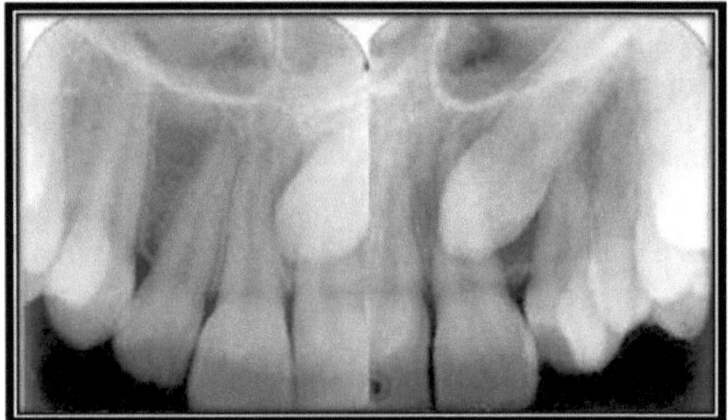

Fig. 15: Localização paralaxe de |3. (a) Radiografia tirada com o tubo posicionado para a frente mostra que a imagem da coroa do canino é ligeiramente mesial à imagem de Ц. (b) A radiografia tirada com o tubo posicionado mais distalmente mostra que a imagem de |3 está mais distal. A imagem de |3 deslocou-se na mesma direção que o deslocamento do tubo: |3 está, portanto, mais perto da película do que |1, ou seja, está palatal à linha da arcada. (c) Representação esquemática de como um dente posicionado palatalmente se move "com" o tubo da esquerda para a direita

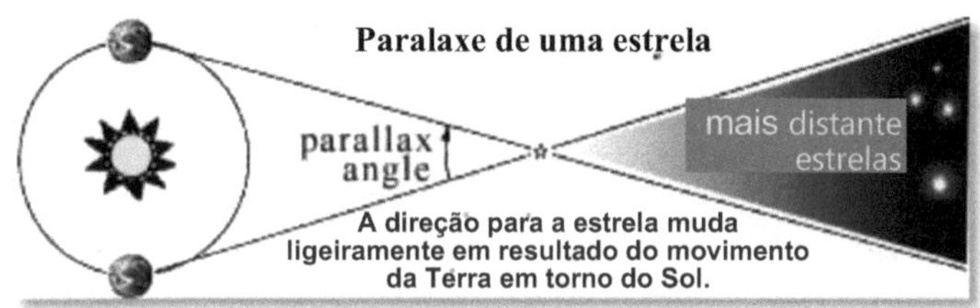

A técnica de paralaxe funciona melhor utilizando duas vistas periapicais, mas com cuidado também pode ser aplicada a um tomograma panorâmico com uma vista oclusal padrão, utilizando o deslocamento vertical. A posição do tubo é baixa para o tomograma panorâmico e muito mais alta para a vista oclusal. O tamanho da imagem de um dente deslocado numa radiografia panorâmica é outro indicador, sendo aumentado se for palatino e reduzido se for vestibular ou labial. No entanto, continua a ser necessária uma vista periapical para verificar se existe alguma patologia associada, e esta pode ser utilizada com a vista oclusal para fazer outro par de paralaxe. A combinação de vistas panorâmicas, oclusais padrão e periapicais permite uma avaliação abrangente de um canino maxilar.

Dois filmes em ângulo reto

Este método é mais aplicável ao especialista, uma vez que envolve a tomada de uma vista lateral do crânio e uma vista póstero-anterior (p-a): possivelmente um crânio p-a, mas mais comummente usando uma radiografia panorâmica para o mesmo fim. A vista lateral do crânio mostra se a coroa do canino é vestibular ou palatina em relação às raízes do incisivo, e a vista p-a ou panorâmica mostra o quão perto está da linha média. A angulação do dente e a sua posição vertical são avaliadas utilizando ambas as vistas. Deve também ser efectuada uma vista intra-oral para verificar se existe alguma patologia associada.

Vértice Oclusal

Esta radiografia é efectuada com o raio-x paralelo ao longo eixo dos incisivos centrais. Ela fornece uma visão em planta dos dentes superiores e permite a localização buco palatina nessa região. No entanto, uma desvantagem desta vista é a exposição a uma dose elevada de radiação e a perda de pormenor.

Radiografias cefalométricas póstero-anteriores e laterais

Na radiografia cefalométrica póstero-anterior, pode também ser observada a relação da coroa do canino com a linha média e a relação lateral do ápice da raiz com os dentes permanentes. Na radiografia lateral, pode observar-se a relação da coroa com as raízes dos incisivos, a sua altura acima do plano oclusal e a obliquidade do eixo longo.

Radiografias panorâmicas

As radiografias panorâmicas dentárias são a primeira escolha mais provável de radiografias a serem tiradas na avaliação de pacientes para tratamento ortodôntico. O uso dessa radiografia muitas vezes permite a determinação precoce de uma possível impactação do canino em radiografias de rotina da dentição mista. Lindauer observou que, quando a ponta da cúspide do canino se sobrepõe à metade distal da raiz do incisivo lateral na radiografia panorâmica, geralmente está presente uma impacção do canino. Nas radiografias panorâmicas, os objectos colocados palatalmente à camada de imagem aparecem excessivamente ampliados no plano horizontal, enquanto os objectos localizados bucalmente aparecem proporcionalmente diminuídos. O diagnóstico da localização lábio-palatina dos caninos superiores não irrompidos, com base na ampliação desta radiografia, foi considerado exato em 80-90% dos casos. Por conseguinte, esta radiografia pode ser considerada um indicador útil para a localização de caninos não irrompidos. No entanto, a ampliação da imagem é considerada um método menos exato de localização radiográfica quando comparada com a técnica de paralaxe.

Ericson e Kurol, em um estudo longitudinal com 505 crianças de 8 a 12 anos, encontraram 41 crianças com indicações de possível distúrbio de erupção dos caninos após a palpação clínica inicial. Quando esses pacientes foram acompanhados por 2,5 a 3,0 anos, utilizando técnicas periapicais e tomográficas, eles descobriram que uma diferença na palpação entre os dois lados era apenas um forte indicador de erupção anormal nas crianças com mais de 10 anos de idade. O estudo constatou que muitas das crianças com menos de 10 anos de idade cujos caninos foram inicialmente determinados pela palpação como potencialmente aberrantes, na verdade desenvolveram-se mais tarde e erupcionaram normalmente. O exame radiográfico precoce foi assim determinado como desnecessário e impraticável para crianças com menos de 10 anos de idade.

Williams, por outro lado, acredita que a observação do movimento intraósseo do canino permanente superior deve começar na idade dentária de 8 a 10 anos. Ele considera especificamente que, para as más oclusões de Classe I em que as protuberâncias dos caninos permanentes não são palpáveis, mesmo com uma perda mínima do comprimento da arcada, devem ser efectuadas radiografias laterais e frontais. Ele afirma que uma inclinação medial do longo eixo da cúspide em relação à parede lateral da cavidade nasal na radiografia frontal e uma posição aparentemente lingual em relação aos anteriores na radiografia lateral sugere uma séria consideração da remoção do canino decíduo. **Ngan e colaboradores, Moss e Ericson e Kurol** demonstraram o uso de radiografias oclusais para detetar caninos impactados. Essas radiografias podem ser um complemento importante para os filmes periapicais, especialmente quando se trata de uma criança que não coopera, uma criança com desenvolvimento alveolar muito pequeno ou uma criança com uma abertura oral pequena. No entanto, por si só, este tipo de radiografia não fornece qualquer informação relativa à posição vertical do dente não irrompido. A radiografia panorâmica também tem sido utilizada como ferramenta de diagnóstico para a determinação da posição dos caninos não irrompidos. **Lindauer e colaboradores**, utilizando técnicas semelhantes às dos estudos anteriores de Ericson e Kurol, tentaram identificar precocemente as impacções de caninos com filmes panorâmicos. O estudo incluiu 46 indivíduos com dentição mista "precoce". Foram incluídos controlos não tratados seleccionados para a idade cronológica e dentária e também para o sexo. Foram estabelecidos sectores para as posições dos caninos em relação às raízes dos incisivos laterais permanentes adjacentes. Os autores relataram que 78% dos casos destinados a serem impactados foram identificados nos sectores II, III ou IV. [19]

Os ortodontistas também tentaram avaliar a gravidade da ectopia do canino superior pelo grau de localização mesiodistal da coroa e pela angulação medida numa radiografia panorâmica. A intenção deste último talvez fosse prever o sucesso futuro das estratégias interceptivas destinadas a redirecionar o caminho eruptivo dos caninos permanentes superiores deslocados palatalmente.

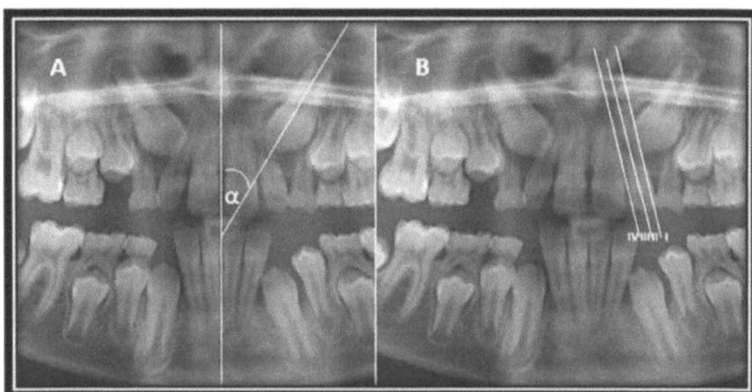

Fig. 16: A figura acima mostra os caninos ectópicos e o grau de angulação em relação à linha média,

bem como o esquema de sectores apresentado por Lindauer et al.

O sector I é a área distal a uma linha tangente às alturas distais do contorno da coroa e da raiz do incisivo lateral.

O sector II é mesial ao sector I, mas distal a uma linha que corta a dimensão mesiodistal do incisivo lateral ao longo do eixo maior.

O sector III é mesial ao sector II mas distal a uma linha tangente às alturas mesiais do contorno da coroa e da raiz do incisivo lateral.

O sector IV inclui todas as áreas mesiais ao sector III.[23]

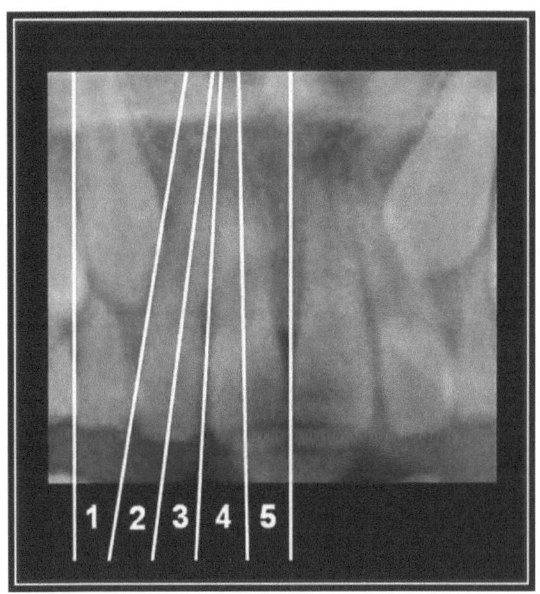

Fig. 17: A posição da coroa medial nos sectores 1-5, de acordo com Ericson e Kurol

O sector da posição mesiodistal da coroa do canino permanente superior (S1- S5) foi localizado de acordo com a designação de sector utilizada por Ericson e Kurol.[24]

Tomografia computorizada

Embora as radiografias dentárias convencionais forneçam imagens de diagnóstico satisfatórias, não têm a exatidão necessária para avaliar a reabsorção radicular palatina ou vestibular do incisivo lateral, especialmente em casos de reabsorção ligeira ou precoce. A tomografia computadorizada (TC) é mais precisa em termos de localização da cúspide impactada em 3 dimensões e para diagnosticar lesões associadas, como a reabsorção radicular dos dentes adjacentes. No entanto, apesar de a TC ser uma mais-valia nos casos em que se suspeita de reabsorção radicular, o custo, o tempo e o aumento da exposição à radiação limitam a sua utilização rotineira. **Preda et al.**, concluíram que a TC deve ser limitada aos casos em que a radiografia convencional não retrata bem a relação real entre o dente impactado e as raízes dos dentes adjacentes e nos casos em que a situação anatómica é complexa. [2]

Tabela 4. Avaliação radiográfica e prevenção da impactação

Early Radiographic Evaluation	Prevention of Impaction
Ericson S, Kurol J. Eur J Orthod. 1988; 10: 283-95. *Three variables visible on panoramic radiographs in mixed dentition period have been proposed: angle, distance and sector.*	Ericson S, Kurol J. Eur J Orthod. 1988; 10: 283-95. *If the crown of the permanent canine were distal to the midline of the later incisor root, the primary canine extraction normalized the erupting position of the permanent canine in 91% of the cases. In contrast, the success rate decreased to 64% if the permanent canine crown were mesial to the midline of the lateral incisor root.*
Lindauer SJ *et al.* JADA 1992; 123: 91-97. *78% of impacted canines exhibited overlapping with the lateral incisor during the radiographic evaluation in mixed dentition period.*	Power SM, Short MB. Br J Orthod 1993; 20: 215-23. *Spontaneous canine eruption after primary canine extraction depended on horizontal overlapping with the lateral incisor. If this exceeded half the tooth width, the eruption was unlikely.*
Fernandez E *et al.* Am J Orthod Dentofacial Orthop 1998; 113: 414-20. *The overlapping of the canine and lateral incisor in panoramic X-Ray, can be considered as a sign of early canine displacement, after the incisor has completed its root development.*	Olive RJ. Aust Orthod J 2002; 18: 64-70. *75% of the canines erupted successfully while in 94% of the cases, the severity of impaction lessened following extraction of the overlying primary canines and orthodontic treatment.*
Sambataro S *et al.* Angle Orthod 2005; 75: 28-34 *The closer the canine crowns to the midsagittal plane and the larger the posterior portion of the hemimaxilla, the higher the probability of canine impaction.* Olive RJ. Aust Orthod J 2005; 21: 95-101. *The sector of impaction was the best guide to the duration of treatment prior to emergence.*	Leonardi M *et al.* Angle Orthod. 2004; 74: 581-6. *The extraction of the primary canine as an interceptive treatment measure to prevent palatal canine displacement had a success rate of 50%. The rate of eruption treated by headgear in addition to primary canine extraction was 80%.* Baccetti T *et al.* Eur J Orthod. 2008; 30: 381-5. *The removal of primary canine showed a success rate of 62.5%. The rate of canine eruption in patients treated with the addition of headgear was 87.5%.* Baccetti T *et al.* Am J Orthod Dentofacial Orthop 2009; 136: 657-61. *The prevalence rate of canine eruption after rapid maxillary expansion was (65.7%).*

A associação de cúspides maxilares impactadas palatinas com outras anomalias dentárias - independentemente de haver ou não uma verdadeira relação genética - é clinicamente significativa para o clínico geral. Quando se suspeita ou se diagnostica uma anomalia associada, são indicados exames clínicos e radiográficos adicionais para investigar a possibilidade de deslocamento do canino superior. Se os caninos deslocados palatalmente forem identificados precocemente durante a dentição mista, o tratamento intercetivo pode evitar complicações futuras e um tratamento ortodôntico mais extenso.

A localização adequada do dente impactado desempenha um papel crucial na determinação da viabilidade, bem como do acesso adequado para a abordagem cirúrgica e a direção adequada para a aplicação de forças ortodônticas.[25]

Capítulo 3

TRATAMENTO INTERCEPTIVO

É importante que o especialista esteja atento ao mau posicionamento do canino superior, especialmente durante o seu desenvolvimento, e esteja familiarizado com o padrão normal de erupção. As medidas interceptivas, quando adequadas, são mais vantajosas em termos de custo-benefício do que outros procedimentos mais invasivos. O aconselhamento do paciente e dos pais sobre as opções de tratamento e o consentimento informado são essenciais para evitar quaisquer problemas médico-legais (Machen, 1989).[26]

As opções de tratamento disponíveis para os caninos afectados dependem de uma combinação de factores:

a) Idade do paciente e fase de desenvolvimento da dentição.

b) Posição do canino não irrompido.

c) Outras características da má oclusão que também podem exigir tratamento.

d) Reabsorção radicular que afecta os incisivos permanentes.

e) Perceção do problema e tolerância do tratamento ortodôntico por parte do paciente.[16]

Os factores que devem ser tidos em consideração antes de prosseguir com o tratamento foram descritos por Moss". Estes factores incluem:

Cooperação do paciente - O paciente deve estar disposto a submeter-se ao tratamento prolongado necessário para alinhar o canino. O paciente deve ter consciência dentária e ser capaz de manter uma boa higiene oral. A idade e a condição médica do paciente também desempenham um papel importante na decisão de tratamento.

Posição do dente não irrompido - A maioria dos caninos superiores mal posicionados estão em posição palatina. O ápice do canino deve ficar mesial ao ápice do primeiro pré-molar e distal ao ápice do incisivo lateral. Se o ápice estiver longe da sua posição correcta, é mais difícil conseguir o movimento do dente e a possibilidade de alinhamento é limitada. A posição da coroa em relação aos dentes adjacentes deve ser cuidadosamente localizada e a sua influência nos dentes vizinhos deve ser avaliada. Se a coroa estiver firmemente impactada contra o dente, o prognóstico para o alinhamento do canino é mau.

Espaço - Tem de haver espaço suficiente disponível para o dente na arcada dentária, com ou sem extração planeada de outros dentes.

Condição dos dentes vizinhos - Deve ser avaliada do ponto de vista da possibilidade de ocuparem o lugar do dente canino, por exemplo, um canino primário com coroa e raiz adequadas ou um primeiro pré-molar que se deslocou mesialmente para o contacto com o incisivo lateral.

Relação oclusal das arcadas dentárias - Se for necessário espaço na arcada para reduzir uma relação de Classe II, pode ganhar-se muito espaço com a perda do canino impactado.[20]

O tratamento de caninos não irrompidos pode apresentar problemas de desvitalização, anquilose, reabsorção radicular externa, lesão dos dentes adjacentes e necessidade de reexposição. Além disso, pode ocorrer perda óssea marginal, recessão gengival e problemas de sensibilidade. Estes efeitos resultam num tempo de tratamento prolongado, deformações estéticas e, frequentemente, na perda de dentes. A maioria destes problemas pode ser prevenida com uma gestão adequada dos tecidos periodontais e com a calendarização dos cuidados. A utilização de técnicas electrocirúrgicas ou de laser é desaconselhada para a exposição destes dentes. Estes instrumentos foram concebidos para a remoção de tecidos duros e moles, que podem, ao entrar em contacto com o dente, provocar danos permanentes em qualquer um dos tipos de tecido e/ou desvitalização do dente. A excisão de tecidos deve ser efectuada com cuidado, mesmo por operadores experientes. Quando feita incorretamente, o dente não irrompido pode ficar com tecido queratinizado inadequado.

A gestão dos caninos impactados pode ser dividida em 2 categorias de tratamento: **tratamento intercetivo** e **tratamento corretivo.**

As modalidades interceptivas ou preventivas devem ser realizadas em casos com forte possibilidade de impactação do canino. A eliminação de obstáculos ao trajeto de erupção e a disponibilização de espaço suficiente para os caninos subjacentes são essenciais. Em situações de Classe I não apinhadas em que o canino superior permanente está impactado ou em erupção vestibular ou palatina, o tratamento preventivo de escolha é a extração das cúspides primárias quando o paciente tem 10-13 anos de idade. No entanto, se for visível qualquer reabsorção radicular antes desta idade e se houver suspeita de impactação, as cúspides primárias devem ser extraídas e deve ser implementado o tratamento adequado, ou seja, monitorizar o percurso de erupção ou o alinhamento ortodôntico.[22]

Muitos afirmam que este é o melhor tratamento e que proporciona os resultados mais estáveis. Quando adequado, o tratamento intercetivo é o mais vantajoso em termos de custo-benefício em comparação com outros métodos mais agressivos. No entanto, há muitos factores a ter em conta antes de se proceder ao tratamento intercetivo. Um estudo clássico de Ericson e Kurols mostrou que a extração dos caninos primários entre os 10 e os 13 anos de idade obterá um resultado favorável com a maioria dos caninos palatinos erupcionados em 78% dos casos no prazo de 12 meses. Se a ponta da cúspide de um canino superior permanente na radiografia panorâmica não ultrapassar a linha média do incisivo lateral, a probabilidade de o canino erupcionar normalmente é de 91%; se a ponta da cúspide ultrapassar a linha média do incisivo lateral, a probabilidade de erupção normal cai para 64%.

Power e Short mostraram que a extração interceptiva do canino primário resolve completamente a impacção do canino permanente em 62% dos casos; outros 17% mostram alguma melhoria em termos de posicionamento mais favorável do canino. No entanto, a extração da cúspide primária não *garante a* correção ou eliminação do problema.[22]

Outros factores que influenciam o prognóstico incluem a angulação do canino e o apinhamento. A probabilidade de erupção bem sucedida de um canino impactado após a extração do canino primário é menos favorável à medida que o ângulo em relação à vertical aumenta. Power e Short descobriram que um ângulo superior a 31% em relação à vertical reduz significativamente a probabilidade de erupção normal após uma extração. No entanto, verificou-se que o grau de sobreposição horizontal com o incisivo lateral adjacente tem mais influência no prognóstico do que a angulação. O apinhamento da arcada também pode ter uma influência significativa; o apinhamento moderado a grave indica a necessidade de tratamento ortodôntico complexo para resolver a impacção e a má oclusão.[11]

Se não houver evidência radiográfica de melhoria um ano após o tratamento, está indicado um tratamento mais agressivo, como a exposição cirúrgica e a erupção ortodôntica. Se não for detetada qualquer alteração após 12 meses, é pouco provável que o dente normalize e é necessária uma nova intervenção. [22]

Quando é necessário um tratamento ativo, as duas principais opções são a remoção do dente impactado ou o tratamento para trazer o dente impactado para a arcada dentária. A remoção de um canino impactado pode ser uma opção de tratamento adequada nos seguintes casos:

- Se estiver anquilosado
- Se estiver a sofrer reabsorção radicular externa ou interna
- Se a raiz estiver muito dilacerada
- Se a impactação for grave e o seu movimento puser em risco os dentes adjacentes
- Se a oclusão for aceitável com o primeiro pré-molar na posição do canino
- Se existirem alterações patológicas (formação de quistos ou infeção) Quando o paciente não deseja tratamento ortodôntico
- Onde a remoção e o fechamento do espaço, ao invés da tração do canino, será mais rápido, mais confortável e mais prático. Um canino impactado pode ser reposicionado na arcada através de auto-transplante, no entanto a taxa de sucesso a longo prazo deste procedimento ainda não é elevada. O tratamento mais comum é a exposição cirúrgica do canino, utilizando uma exposição aberta ou fechada, seguida de tração ortodôntica para colocar o canino no lugar.

Muitas modificações foram adicionadas à extração de caninos primários para melhorar os resultados, incluindo a utilização de um aparelho extrator cervical, a extração dupla do canino primário e do primeiro molar primário, a utilização de um arco transpalatino (TPA) e a utilização de uma expansão rápida da maxila em combinação com um TPA. Bonetti et al. defenderam um procedimento de "extração dupla" envolvendo a remoção dos caninos primários e dos primeiros molares primários e relataram um maior grau de efeitos positivos no redireccionamento dos caninos ectópicos. (E) Todos estes procedimentos apresentam resultados favoráveis em comparação com a extração apenas dos caninos primários.[21]

Leonardi et al., investigaram 2 abordagens interceptivas para o tratamento de caninos superiores deslocados palatalmente. As suas amostras consistiram em 3 grupos distintos. O grupo 1 consistiu numa amostra que foi submetida à extração dos caninos decíduos superiores como única medida de tratamento. O grupo 2 recebeu, além da remoção dos caninos decíduos, o uso de um aparelho extrabucal de tração cervical. O grupo 3 foi um grupo de controlo sem tratamento. A remoção do canino decíduo como medida isolada para intercetar o deslocamento palatino dos caninos superiores apresentou uma taxa de prevalência de 50% de sucesso, enquanto o grupo que recebeu extrações dos caninos decíduos, além do uso do aparelho extrabucal, teve sucesso na erupção dos caninos permanentes em 80% dos casos. Num estudo subsequente, Baccetti et al. investigaram a eficácia da expansão rápida da maxila numa amostra de caninos superiores deslocados palatalmente na dentição mista precoce. Um grupo que não recebeu nenhum tratamento serviu como controlo. O grupo que recebeu ERM apresentou uma taxa de erupção bem-sucedida de 65,7%, enquanto o grupo que não recebeu nenhum tratamento apresentou uma erupção bem-sucedida de 13,6% dos caninos superiores deslocados.[23] A melhoria intra-óssea da posição dos caninos após a expansão rápida da maxila pode ser o possível mecanismo envolvido no processo favorável de erupção.[14]

Baccetti *et al.,* em estudo semelhante com 75 pacientes portadores de 92 caninos deslocados palatalmente, verificaram que a remoção do canino primário como procedimento interceptativo para prevenir a impactação do canino apresentou uma taxa de sucesso de 62,5%, significativamente maior do que a taxa de sucesso nos controles não tratados (36%). Os autores afirmaram que a necessidade de um número adequado de indivíduos em ensaios clínicos randomizados poderia ser uma explicação para os diferentes resultados entre os estudos. A taxa de prevalência de sucesso da erupção permanente dos caninos nos pacientes tratados com a adição do aparelho extrabucal foi de 87,5%. Ambos os estudos concluíram que o grupo do aparelho extrabucal e o grupo da extração apresentaram uma melhora significativa na inclinação mesial do dente deslocado e na sua distância do nível oclusal. No entanto, apenas o grupo do aparelho extrator apresentou uma melhoria significativa no fator sector de impactação. [14]

Terapias Interceptivas, Incluindo o Uso de Outros Dispositivos: Ensaios Clínicos Aleatórios

Recentemente, dois ensaios clínicos randomizados avaliaram o papel de abordagens interceptivas alternativas para a PDC, que consistiam na extração do canino decíduo em associação com o uso de um aparelho extrabucal ou de um expansor rápido da maxila. O ensaio clínico randomizado realizado por Baccetti et al. em 2008 avaliou a eficácia da extração de caninos decíduos em combinação com o uso de um aparelho extrator cervical (os pacientes usavam o aparelho extrator apenas à noite). O desenho prospetivo aleatório da investigação incluiu 75 indivíduos com PDCs (92 caninos superiores) que foram distribuídos aleatoriamente em 3 grupos, por exemplo, extração apenas do canino decíduo; extração do canino decíduo e capacete de tração cervical; e grupo de controlo não tratado. As radiografias panorâmicas foram avaliadas no momento da observação inicial, com uma idade média de 11,7 anos (T1) e após um período médio de 18 meses (T2).

Em T2, foi realizada uma avaliação do sucesso relativo da erupção dos caninos, com comparação estatística entre os grupos. Um estudo de sobreposição em telerradiografias laterais em T1 e T2 avaliou as mudanças na posição sagital dos molares superiores nos 3 grupos. Como mencionado anteriormente, a extração do canino decíduo como medida isolada para intercetar o deslocamento palatino dos caninos superiores apresentou 65,2% de prevalência de sucesso, significativamente maior do que a taxa de sucesso nos pacientes controle não tratados (36%). O uso noturno de um aparelho extrabucal, além da extração do canino decíduo, foi capaz de induzir a erupção com sucesso em 87,5% dos casos, com melhora significativa nas medidas de posição intraóssea dos caninos. Não houve diferença significativa entre as duas abordagens interceptivas quanto ao tempo para a erupção do canino.

O estudo de sobreposição cefalométrica mostrou um movimento mesial significativo dos primeiros molares superiores no grupo de controlo e no grupo do canino decíduo apenas, quando comparado com a extração do canino decíduo e o grupo do aparelho de tração cervical. Parece, portanto, que o principal efeito do aparelho extrabucal é impedir o movimento mesial dos segmentos posteriores da arcada superior, facilitando assim a manutenção de uma via de erupção para o canino. Vale lembrar que, em um estudo retrospetivo não randomizado, em 2002, Oliveal ready relatou os efeitos significativamente favoráveis de um protocolo clínico, incluindo a extração do canino decíduo seguida de terapia com aparelho fixo para aumentar o perímetro da arcada superior.

Um segundo estudo clínico prospetivo e randomizado teve como objetivo avaliar a taxa de prevalência de erupção dos PDCs quando diagnosticados em um estágio inicial de desenvolvimento por meio de filmes póstero-anteriores da cabeça e, consequentemente, tratados por expansão rápida da maxila (ERM). Uma amostra de 60 indivíduos no início da dentição mista com PDC diagnosticado em telerradiografias póstero-anteriores de acordo com o método de Sambataro et al. foi incluída no estudo. A faixa etária dos indivíduos na primeira observação (T1) foi de 7,6 a 9,6 anos, com um estágio pré-puberal de maturidade esquelética (CS 1 ou 2). O diagnóstico da PDC foi efectuado com base em telerradiografias póstero-anteriores, uma vez que a avaliação da PDC em filmes panorâmicos não é fiável nestas idades precoces. Os 60 indivíduos foram distribuídos aleatoriamente no grupo de tratamento (35 casos) ou no grupo sem tratamento (25 casos). O grupo de tratamento foi tratado com um expansor rápido da maxila com bandas; no final da expansão, todos os pacientes foram mantidos com o expansor no local durante 6 meses; depois disso, o expansor foi removido e os pacientes usaram uma placa de retenção durante a noite durante 1 ano. O grupo sem tratamento não recebeu qualquer tratamento. No T2 (dentição permanente precoce, pós-púbere, CS 5) todos os casos foram reavaliados. Não foram encontradas diferenças estatisticamente significativas para nenhuma variável em T1. É importante ressaltar que os indivíduos com PDCs na dentição mista precoce não apresentavam deficiência transversal da arcada maxilar. Portanto, as características transversais da maxila superior não estavam relacionadas à etiologia do distúrbio de erupção do canino, como indicado anteriormente por Langberg e Peck. De fato, a indicação para a ERM nos casos incluídos no estudo clínico foi a presença de discrepância leve a moderada entre o tamanho do dente e o tamanho da arcada e/ou tendência à Classe II ou Classe III, e não a deficiência transversal da maxila.

O uso do dispositivo ortopédico ERM auxiliou na prevenção da impactação final do PDC, durante os estágios de desenvolvimento do PDC ao PIC. Mais uma vez, embora tenha sido postulada uma etiologia genética para o deslocamento palatino inicial dos caninos superiores, a patogênese do deslocamento e da impactação final está relacionada principalmente à complexidade anatômica da via de erupção desse dente, que pode ser afetada por alterações ambientais. A taxa de prevalência de erupção bem-sucedida dos caninos superiores foi de 65,7% no grupo tratado com ERM, enquanto que no grupo controle não tratado foi de apenas 13,6%. A comparação foi obviamente estatisticamente significativa e levou à conclusão de que o uso de um expansor rápido da maxila como uma abordagem interceptiva precoce é um procedimento eficaz para aumentar a taxa de erupção dos caninos deslocados palatalmente. A baixa taxa de prevalência de erupção espontânea dos caninos nos pacientes controle é causada por aspectos metodológicos do estudo, que incluiu indivíduos não apenas com diagnóstico de CPD, mas também com prognóstico de PIC, conforme derivado da análise de telerradiografias póstero-anteriores de acordo com o método de Sambataro et al.

A comparação da taxa de prevalência de resultados bem-sucedidos da ERM como procedimento intercetivo em indivíduos com CPD com os relatados por estudos anteriores sobre abordagens alternativas de tratamento para caninos potencialmente impactados revela que o tratamento com ERM apresenta uma taxa de eficácia (65.7%) semelhante à descrita para a extração dos caninos decíduos isoladamente (78% de acordo com Ericson e Kurol, incluindo a melhoria da trajetória de erupção; 62% de acordo com Power e Short; 65,2% de acordo com Baccetti et al.), ou em combinação com aparelhos fixos (75% de acordo com Olive), e menor do que a taxa de prevalência para a erupção dos caninos após o uso de um aparelho extrabucal cervical (87,5% de acordo com Baccetti et al, Tabela 2).

STUDY	INTERCEPTIVE TREATMENT	AGE AT THE TIME OF INTERCEPTIVE TREATMENT	*Prevalence Rate of Successful Canine Eruption in Treated Subjects*	*Prevalence Rate of Successful Canine Eruption in Untreated Control Subjects*
Ericson and Kurol, 1988[15]	Extraction of deciduous canine alone Extraction of deciduous canine alone Extraction of deciduous canine and fixed appliances to gain arch perimeter Extraction of deciduous canine alone Extraction of deciduous canine and headgear on maxillary molars (at night) Rapid maxillary expansion *Age at Time of Interceptive Treatment*	10-13 yrs	78% (includes eruption and improvement in eruption pathway; percentage calculated on number of teeth)	No controls
Power and Short, 1993[16]	Extraction of deciduous canine	11.2 yrs±1.43 yrs	62% (Eruption; percentage calculated on number of teeth)	No controls
Olive, 2002[20]	Extraction of deciduous canine and fixed appliances to gain arch perimeter	11.4-16.1vyrs	75% (Eruption; percentage calculated on number of teeth)	No controls
Baccetti et al, 2008[18]		11.7 yrs± 0.8 yrs	65.2% (Eruption; percentage calculated on number of subjects)	36%
Baccetti et al, 2008[18]	Extraction of deciduous canine and headgear on maxillary molars (at night)	11.9 yrs± 0.9 yrs	87.5% (Eruption; percentage calculated on number of subjects)	36%
Baccetti et al, 2008[18]	Rapid maxillary expansion	7-9 yrs	65.7% (Eruption; percentage calculated on number of subjects)	13.6% (severe PDCs with prediction of impaction)

Vários factores têm de ser considerados quando se avaliam os resultados das abordagens alternativas de tratamento intercetivo para a CPD. Embora a extração do canino decíduo por si só seja menos eficaz do que quando realizada em combinação com um aparelho extrabucal, permite uma "carga de tratamento" significativamente menor para o paciente. Obviamente, os pacientes que necessitam do uso de forças ortodônticas para distalizar os molares superiores (Classe II ou pacientes com tendência ao apinhamento da arcada superior) se beneficiarão do tratamento combinado de extração do canino decíduo e aparelho extrabucal, tanto na correção de suas más oclusões quanto na melhora da probabilidade de erupção dos caninos. Além disso, a abordagem da ERM (que é independente da extração do canino decíduo) foi avaliada numa idade de desenvolvimento precoce (7-9 anos), quando o diagnóstico da PDC em filmes panorâmicos não é fiável e é necessário um cefalograma póstero-anterior. Além disso, o diagnóstico de PDC em telerradiografias póstero-anteriores só pode ser realizado de forma eficaz em casos com deslocamento severo do canino em direção às estruturas do meio da face. Um outro estudo está atualmente a avaliar o papel da terapia de expansão maxilar (em combinação com a extração do canino decíduo) em pacientes mais maduros na dentição mista tardia, com o diagnóstico de PDC realizado classicamente numa película panorâmica.[2]

Alternativas de tratamento

Cada paciente com um canino impactado deve ser submetido a uma avaliação abrangente da má oclusão. O clínico deve então considerar as várias opções de tratamento disponíveis para o paciente, incluindo as seguintes:

1. Nenhum tratamento se o paciente não o desejar. Nesse caso, o clínico deve avaliar periodicamente o dente impactado para detetar

quaisquer alterações patológicas. Deve-se lembrar que o prognóstico a longo prazo para a retenção do canino decíduo é ruim, independentemente do comprimento atual da raiz e da aceitabilidade estética da coroa. Isto porque, na maioria dos casos, a raiz acabará por reabsorver e o canino decíduo terá de ser extraído.

2. Autotransplante do canino.
3. Extração do canino impactado e colocação de um primeiro pré-molar na sua posição.
4. Extração do canino e osteotomia segmentar posterior para deslocar o segmento vestibular para fechar o espaço residual.
5. Substituição protética do canino.
6. Exposição cirúrgica do canino e tratamento ortodôntico para trazer o dente para a linha de oclusão. Esta é obviamente a abordagem mais desejável.

Métodos alternativos de tração incluem a utilização de aparelhos removíveis, em que um laço de tração é incorporado no fecho de Adão do aparelho e a utilização de um laço. O laço consiste num fio de aço inoxidável macio com 0,5 mm de diâmetro que é colocado à volta do colo do dente.

Esta técnica já não é recomendada, uma vez que se tem verificado que causa danos irreparáveis aos tecidos periodontais na região do dente não irrompido. Também foi relatado um aumento da incidência de anquilose associada à reabsorção radicular externa do canino. O uso de força magnética como meio de tração também foi relatado. Isto envolve a colagem de um pequeno íman no dente não irrompido, enquanto um segundo íman grande é incorporado num aparelho removível numa posição apropriada. As vantagens desta técnica são que são necessários poucos ajustes e os ímanes podem fornecer uma força fisiológica constante durante longos períodos de tempo".[20]

Reposicionamento - Neste método, o canino não irrompido é exposto cirurgicamente e reposicionado, rodando-o em torno do seu ápice sem perturbar o feixe neurovascular, na esperança de que o dente ainda vital continue a irromper em oclusão. As complicações incluem a perda de vitalidade, a erupção insuficiente e a supra-erupção do dente. [20]

Exposição com ou sem tração ortodôntica

A opção de tratamento convencional para caninos impactados é a exposição e o alinhamento ortodôntico. O prognóstico para o alinhamento depende de uma série de factores que incluem a idade do paciente, o espaçamento/superlotação e a posição vertical, antero-posterior e transversal da coroa e da raiz do canino. Se a inclinação do canino em relação à linha média for superior a 45 graus, o prognóstico do alinhamento piora. Quanto mais próximo o dente estiver da linha média, pior o prognóstico. Para um alinhamento bem-sucedido, o dente não deve estar anquilosado e a raiz não deve estar dilacerada (Kurol et al., 1997). Quanto mais o canino precisar ser movido, pior será o prognóstico para um resultado bem-sucedido. Para obter um resultado estável, é essencial obter uma boa sobreposição vestibular e um posicionamento correto da raiz (Zachrisson e Thilander, 1985).

O resultado da exposição cirúrgica e do alinhamento ortodôntico dependerá de uma série de factores. Como em todo o tratamento ortodôntico, a cooperação e a motivação do paciente são fundamentais, e a saúde dentária geral deve ser excelente, uma vez que o tempo de tratamento nestes casos é frequentemente prolongado. É geralmente aceite que a altura ideal para o alinhamento é durante a adolescência (Altonen e Myllarniemi, 1976; Galloway e Stirrups, 1989).[26]

Caninos ectópicos palatinos

Essencialmente, existem três métodos de exposição e alinhamento do canino (McSherry, 1996).

1) Exposição cirúrgica aberta e erupção espontânea.
2) Exposição cirúrgica aberta e tamponamento com subsequente colagem de um auxiliar.
3) Exposição cirúrgica fechada e colagem do acessório no intra-operatório.

O primeiro método é provavelmente mais útil quando o canino tem a inclinação correcta e, nesse caso, a erupção ocorre espontaneamente.

A segunda opção é a exposição da coroa do canino com um tampão. O tampão é removido cerca de uma semana após a cirurgia e um acessório é colado com tração subsequente usando um aparelho fixo. Existem algumas evidências de que o estado periodontal pode ser comprometido (Kohavi et al., 1984; Becker et al., 1996). Esta evidência não é convincente e está a decorrer um ensaio clínico controlado e randomizado (Burden, comunicação pessoal).

A terceira opção é a técnica fechada. Esta envolve a reflexão de um retalho mucoperiosteal palatino. Um acessório é colado à coroa do dente e um fio de ilhós ou uma corrente de ouro sai através do retalho para se fixar ao aparelho fixo para tração imediata. A capacidade de obter uma fixação permite uma abordagem mais conservadora da exposição (Becker et al., 1996). No entanto, uma desvantagem desta técnica é que, se ocorrer uma falha na ligação, será necessário efetuar uma nova exposição. Becker et al. (1996) sugerem o uso de um ilhó colado numa posição médio-bucal na coroa do dente impactado durante a cirurgia, uma vez que estes têm a maior taxa de sucesso.[26]

Se o canino estiver muito próximo das raízes dos incisivos e for aplicada uma força dirigida para a vestibular, entrará em contacto com as raízes e poderá causar danos. Além disso, a posição do canino pode não melhorar devido ao obstáculo da raiz. Consequentemente, foram propostas várias técnicas que envolvem a movimentação do dente impactado primeiro na direção oclusal e posterior e depois na direção vestibular para a posição desejada. Quando se usa um acessório colado e forças ortodônticas para trazer os caninos impactados para a oclusão, é importante lembrar que os primeiros pré-molares não devem ser extraídos até que seja feita uma tentativa bem-sucedida de mover os caninos. Se a tentativa não for bem sucedida, os caninos permanentes devem ser extraídos.[25]

Considerações biomecânicas

Devem ser aplicadas forças leves da ordem de 20-60g para alinhar o canino (Bishara, 1994; Kuftinec et al., 1995). Vários métodos têm sido descritos para alinhar o canino e são descritos em pormenor por Hunter (1983), e Kokich e Matthews (1993). Estes geralmente incluem o uso de aparelhos fixos com uma barra transpalatina e/ou aparelho extrabucal para controlar a ancoragem vertical. A provisão e manutenção de espaço adequado na área canina é essencial. A aplicação de força pode ser feita sob a forma de tração elástica ou de arame. Usiskin (1991) descreveu o uso de uma corrente de ouro colada à coroa de um canino não irrompido para aplicar tração e alinhar o dente. Foi descrito um arco palatino com ganchos soldados para aplicar tração para afastar o canino do incisivo lateral. O uso da mola Ballista (um laço de arame construído com fio de aço inoxidável de 0O12 polegadas) foi descrito por Jacoby (1979). Roberts-Harry e Harradine (1995) descreveram o uso de uma abordagem seccional para caninos superiores usando um arco transpalatino para ancoragem. Utilizam um arco seccional TMA de 0-017 por 0O25 polegadas desde o primeiro molar até ao canino, fornecendo uma força baixa num longo alcance, que é controlável e permanece estável no slot de 0O22 polegadas. Bennett e McLaughlin (1997) descrevem o uso de uma ferida no auxiliar para alcançar primeiro o movimento vertical e depois o movimento lateral. É construído com aço de 0^014 polegadas enrolado em aço inoxidável de 0-019- por 0-025 polegadas. Orton et al. (1995) descrevem o uso de um aparelho removível inferior com ganchos soldados nos berços. A tração elástica é aplicada no canino, que possui uma corrente de ouro com um gancho colado ao dente. O vetor de força utilizado para alinhar o canino pode ser alterado para, primeiro, afastar o canino das raízes dos incisivos e, depois, vertical e vestibularmente. Aparelhos fixos são usados para terminar o alinhamento e criar um torque radicular vestibular adequado e sobreposição. Alguns autores defendem a utilização de forças magnéticas para aplicar força no canino ectópico para alinhamento (Sandler et al., 1989; Darendelilier e Friedli, 1994).[26]

A tração ortodôntica sobre o dente impactado deve ser aplicada com forças ligeiras (20 a 30 *g).* Na maioria dos casos, um movimento de inclinação é tudo o que é necessário para mover a coroa em direção à arcada dentária. Uma vez que a ponta da raiz do canino impactado se encontra normalmente numa boa posição, recomenda-se uma mecânica que permita principalmente uma inclinação controlada da coroa clínica. Um exemplo será a utilização de um dispositivo "ratoeira" para erupcionar o dente verticalmente e bucalmente em direção à arcada dentária (Fig. 18).[19]

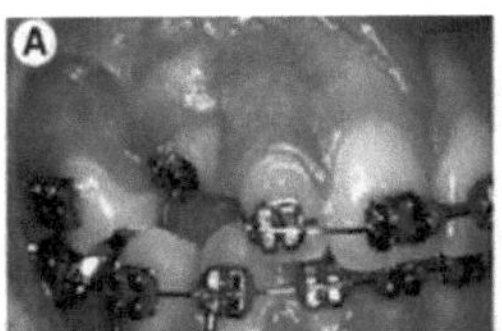

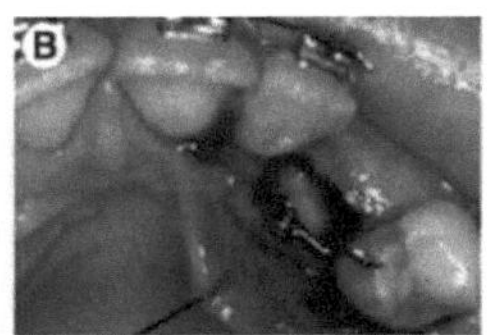

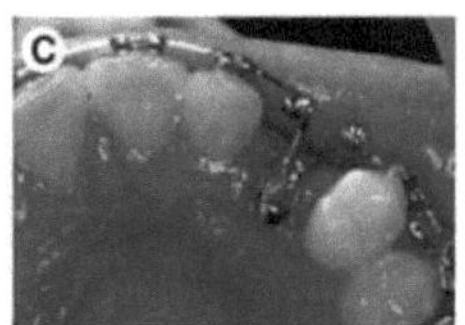

Fig. 18: Dispositivo de armadilha para ratos

Considerações sobre a retenção

Becker et al. (1983) avaliaram o alinhamento pós-tratamento em casos cujo tratamento foi concluído. Encontraram espaçamentos e rotações em 17 a 8% dos caninos impactados e apenas em 8 a 7% no lado de controlo. Woloshyn et al. (1994) verificaram que, numa amostra de caninos impactados palatinos previamente expostos, aproximadamente 40 por cento apresentavam uma recidiva notável e foram considerados intruídos, deslocados lingualmente e rodados mesialmente, numa média de 3 anos e 7 meses após o tratamento. O lado contralateral não tratado apresentava 91% de aparência normal. Também encontraram obliteração pulpar em 21% dos caninos impactados e descoloração em 75% dos casos após o tratamento. Bennett e McLaughlin (1997) sugerem o seguinte para prevenir a recidiva:

* Correção total do binário.
* Correção precoce das rotações.
* Fibrotomia supracrestal circunferencial.
* Fornecimento de um retentor ligado.

Parece adequado recomendar a exposição cirúrgica e o alinhamento ortodôntico quando:

O paciente está disposto a usar aparelhos ortodônticos. O paciente está bem motivado e tem uma boa saúde dentária geral. As medidas interceptivas são inadequadas (Ericson e Kurol, 1988a). O grau de mau posicionamento não é demasiado grande para impedir o alinhamento ortodôntico. O longo eixo do canino ectópico não deve ser muito horizontal ou muito oblíquo. Quanto mais próxima a coroa estiver da linha média e a raiz estiver da sutura palatina mediana, pior será o prognóstico para o alinhamento (Kurol et al., 1997) Qualquer evidência de reabsorção dentária ou outra patologia deve ser tal que seja mais desejável preservar o canino. Por exemplo, quando um incisivo lateral reabsorvido tem um prognóstico muito mau, pode ser vantajoso tentar o alinhamento de um canino mal posicionado para substituir o incisivo lateral.[26]

Exposição cirúrgica e alinhamento ortodôntico

* O doente deve estar disposto a usar aparelhos ortodônticos fixos.
* O paciente deve estar bem motivado e ter uma boa saúde dentária.
* Considera-se que o paciente não é adequado para a extração interceptiva do canino decíduo.
* O grau de mau posicionamento do canino ectópico não deve ser demasiado grande para impedir o alinhamento ortodôntico.

Existem muitas técnicas para aplicar a tração ortodôntica a um dente impactado, incluindo elastómeros simples e fios/carretéis de níquel-titânio a aparelhos mais complexos como as molas Burstone, Kornhauser e Whip. A técnica escolhida dependerá da direção e do grau de força necessários para mover o dente impactado para a posição correcta sem danificar os dentes adjacentes. [16]

Remoção cirúrgica do canino permanente ectópico palatino

* Esta opção de tratamento deve ser considerada se o paciente recusar o tratamento ativo e/ou estiver satisfeito com a sua aparência dentária.
* A remoção cirúrgica do canino ectópico deve ser considerada se houver evidência radiográfica de reabsorção radicular precoce dos dentes incisivos adjacentes (mas a exposição e o alinhamento do canino ectópico são normalmente indicados nos casos em que ocorreu uma reabsorção radicular *grave* de um dente incisivo que necessite da extração do incisivo).

* Os melhores resultados são obtidos se houver um bom contacto entre o incisivo lateral e o primeiro pré-molar ou se o paciente estiver disposto a submeter-se a um tratamento ortodôntico para substituir o primeiro pré-molar pelo canino.

Transplante

O prognóstico para o auto-transplante de caninos ectópicos em adultos é mau (Moss, 1974). A cicatrização do ligamento periodontal sem qualquer reabsorção radicular variou entre os autores de 25 a 85 por cento. Numa fase posterior do desenvolvimento, a raiz está completamente formada e as hipóteses de cicatrização pulpar e periodontal são reduzidas (Andreasen 1987; Schatz et al., 1992). A fase de desenvolvimento óptima para o autotransplante é quando a raiz está 50-75 por cento formada (Kristerson, 1985). Tendo em conta o bom prognóstico do autotransplante de pré-molares documentado por Andreasen (1992), o transplante de caninos deve ser planeado o mais cedo possível. A técnica é descrita em pormenor por Andreasen (1992). Em um artigo recente de Berglund et al. (1996), foi descrito um método de exposição e alinhamento parcial para caninos em posições horizontais oblíquas. A remoção atraumática desses dentes pode ser difícil. O canino é pré-tratado com tração distal e vertical após a exposição, para facilitar a remoção atraumática e o auto-transplante. Dos 21 auto-transplantes efectuados, 20 foram bem sucedidos.

Esta opção de tratamento deve ser considerada se o paciente não quiser usar aparelhos ortodônticos ou se o grau de mau posicionamento for demasiado grande para que o alinhamento ortodôntico seja prático.

O transplante não seria normalmente considerado, a menos que a extração interceptiva do canino decíduo tenha falhado ou seja considerada inadequada.

Deve haver espaço adequado para o canino e osso alveolar suficiente para aceitar o dente transplantado.

O prognóstico deve ser bom para o dente canino a ser transplantado sem evidência de anquilose. Os melhores resultados são obtidos se o canino ectópico puder ser removido atraumaticamente.

O procedimento envolve a remoção cirúrgica do canino com o mínimo de trauma e manuseamento e a criação de um alvéolo para receber o dente. É de vital importância que o transplante seja removido sem danificar o periodonto. A largura buco-palatina do rebordo alveolar no local recetor também deve ser suficiente para acomodar o transplante. O dente transplantado é esplintado de forma flexível com suturas cirúrgicas, aparelhos ortodônticos ou ligaduras de aço durante um período de aproximadamente 1-2 semanas. O transplante de dentes com raízes imaturas proporciona uma taxa de sucesso mais elevada, enquanto que nos casos de dentes com ápices fechados o tratamento endodôntico pode ser iniciado 4 semanas após o transplante. As possíveis complicações deste tratamento incluem descoloração, perda de vitalidade, reabsorção radicular e anquilose. [20]

Nenhum tratamento ativo/ deixar e observar

* O paciente não quer tratamento ou está satisfeito com a sua aparência dentária.
* Não deve haver evidência de reabsorção radicular dos dentes adjacentes ou outra patologia.
* O ideal é que haja um bom contacto entre o incisivo lateral e o primeiro pré-molar ou que o canino decíduo tenha um bom prognóstico.
* Os caninos ectópicos palatinos severamente deslocados, sem

evidência de patologia, podem ser deixados in-situ, particularmente se o canino estiver afastado da dentição. Se o canino ectópico for deixado in-situ, recomenda-se a monitorização radiográfica para verificar se há alterações císticas ou reabsorção radicular.[27]

Erupção fechada

Becker e Zilberman descreveram a direção apropriada para a erupção de caninos deslocados palatalmente usando a técnica fechada. A sua conclusão foi que a força de erupção deve ser direccionada para lingual e para longe da raiz do incisivo lateral. Isto faz sentido porque este método não exigiria que o canino fosse empurrado contra o osso palatino e não causaria danos à raiz do incisivo lateral. Uma vez que a coroa tenha irrompido na cavidade oral, pode ser movida lateralmente em direção ao rebordo alveolar. No entanto, se a direção da erupção fosse inadequada, a coroa do canino poderia causar reabsorção radicular, perda óssea e consequências periodontais desvantajosas (Fig. 19).

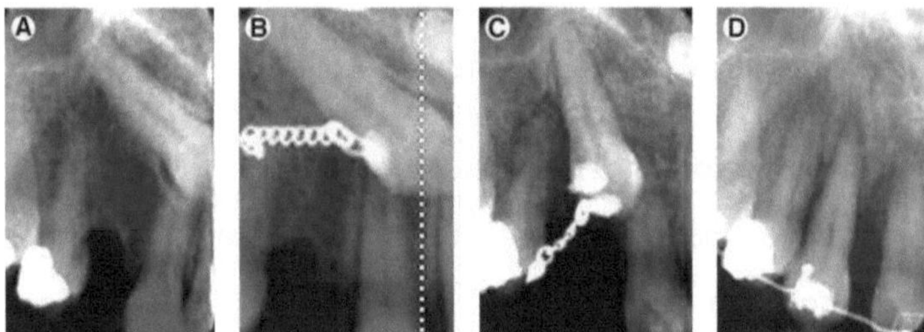

Fig. 19. Este jovem adulto do sexo feminino teve o seu canino superior direito impactado palatalmente descoberto com a técnica fechada (A). Em vez de irromper em direção à lingual, a coroa foi puxada lateralmente através do osso cortical palatino (B,C). Embora o osso tenha reabsorvido por necrose de pressão, não foi depositado osso atrás da coroa (D). Como resultado, existe um defeito periodontal significativo na distal do incisivo lateral e na mesial do canino.

Entretanto, muitos ortodontistas não utilizam a direção de erupção adequada para um canino impactado palatino e simplesmente puxam o dente lateralmente em direção ao rebordo alveolar edêntulo (Fig. 19). Essa situação geralmente encontra resistência imediata quando a coroa do canino se comprime contra o osso palatino adjacente. Quando o esmalte encontra o osso, não há células no esmalte para reabsorver o osso adjacente fisiologicamente. Por conseguinte, ocorre um processo de necrose por pressão quando a coroa do canino é empurrada contra o osso. O osso será reabsorvido na frente do canino à medida que ele se move lateralmente, mas o processo ocorre lentamente (Fig. 19B, C). Provavelmente o pior efeito colateral deste tipo de movimento é que, à medida que o osso na frente da coroa que avança é reabsorvido, nenhum osso é depositado atrás da coroa do canino (Fig. 19D).

Os investigadores investigaram o resultado de caninos impactados palatalmente que foram movidos desta forma e demonstraram que os níveis ósseos e os níveis de ligação na distal do incisivo lateral e na mesial do canino previamente impactado estão localizados mais apicalmente do que no canino de controlo contralateral não impactado. Além disso, o resultado estético dos dentes erupcionados dessa maneira também é comprometido. É importante lembrar que a técnica de erupção fechada não resulta em menos osso saudável e fixação em torno de um canino previamente impactado. O problema está na direção da erupção da coroa do canino sob o tecido palatino. Se a técnica de erupção fechada for escolhida, então o dente deve ser erupcionado primeiro lingualmente e depois lateralmente, para não comprometer os níveis ósseos ou causar reabsorção radicular do incisivo lateral.

Exposição pré-ortodôntica e erupção autónoma

Outra opção para o tratamento de um canino superior impactado palatalmente é descobrir cirurgicamente o dente e permitir a sua erupção autónoma antes de iniciar o tratamento ortodôntico. Com este procedimento, um retalho mucoperiosteal, em envelope, é elevado começando apicalmente ao sulco gengival nas superfícies linguais dos incisivos laterais e centrais superiores na área do dente impactado palatalmente (Fig. 20 A,B). Uma vez que o retalho tenha sido elevado, há tipicamente uma fina camada de osso cobrindo a superfície lingual da coroa do canino (Fig. 20B). Este osso pode ser removido com uma cureta ou com uma peça de mão e uma broca. Deve ser removido osso palatino suficiente até ao nível da junção cemento-esmalte (Fig. 20C).

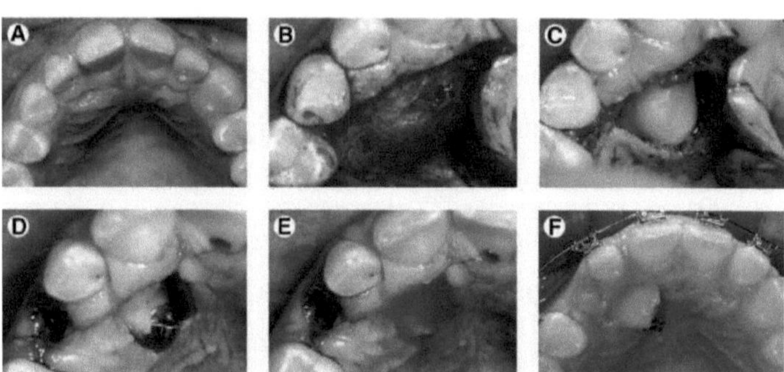

Fig. 20. Esta adolescente de 14 anos tinha um canino superior direito impactado palatalmente (A). Um retalho mucoperiosteal envolvente foi elevado cerca de três milímetros apicalmente às margens linguais dos incisivos laterais e centrais superiores (B) antes da colocação dos aparelhos ortodônticos. A coroa do dente impactado foi exposta com uma cureta (C), uma presilha foi colada na superfície lingual da coroa (D), e um curativo fotopolimerizável foi fixado ao dente (E). Após cerca de 6 meses, o canino erupcionou de forma autónoma (F) e os restantes aparelhos ortodônticos foram colocados para facilitar a movimentação lateral do canino.

Em seguida, um braquete ou presilha é colado na superfície lingual da coroa do canino (Fig. 20D). O retalho é reposicionado sobre o dente e é feito um pequeno orifício no tecido gengival sobre a coroa do canino, para que o dente não tenha impedimento para erupcionar autonomamente. Esse defeito cirúrgico aberto é coberto com um curativo que é fixado mecanicamente ao braquete ou presilha lingual (Fig. 20E). Em seguida, permite-se a erupção do dente. Com esta técnica, se for removido osso suficiente, o canino impactado palatino irá normalmente erupcionar autonomamente até ao nível do plano oclusal dentro de 6 a 9 meses (Fig. 20F). Depois, o canino pode ser movido lateralmente em direção ao rebordo alveolar. Durante este tipo de movimento, a raiz está a mover-se através do osso, facilitado pela membrana periodontal circundante.[28]

CONCLUSÃO

Em conclusão, a PDC é o antecedente de desenvolvimento da PIC. Se não forem interceptados com modalidades de tratamento precoce, os PDCs tornam-se PICs.[2] Os caninos impactados são uma anomalia dentária comum que tem potencial para danificar os dentes adjacentes em crianças a partir dos 9 anos de idade.[16] Há uma profunda necessidade de maior clareza e compreensão da etiologia da ectopia do canino superior, particularmente dos factores causais dos caninos deslocados palatalmente. Cerca de 2% das crianças apresentam caninos superiores ectópicos, dos quais 85% são palatinos.[22] Os CPDs ocorreram mais frequentemente em indivíduos com má oclusão de Classe I.[7] A maturação esquelética (pelo método de maturação vertebral cervical) pode auxiliar na determinação da evolução de PDC para PIC: o canino é impactado quando ainda está em posição intraóssea no CS 5 ou mais (2 ou mais anos após o surto de crescimento adolescente).[2] Com esta clareza, talvez possam ser desenvolvidas estratégias mais previsíveis e reprodutíveis, que beneficiariam os pacientes individuais com ectopia do canino superior detectada mais cedo do que mais tarde. A melhor forma de intervir e prevenir é através do diagnóstico precoce e do tratamento adequado. É vital que a avaliação precoce do estado de erupção dos caninos permanentes seja uma parte rotineira de todos os exames dentários em crianças.[16] Embora se admita que, através da meta-análise de muitos estudos anteriores de qualidade variável e de observações empíricas, se tenha obtido algum conhecimento sobre a etiologia e a eficácia da intervenção ativa nos casos de ectopia dos caninos superiores, há uma necessidade distinta de ensaios clínicos prospectivos randomizados mais cuidadosamente concebidos nesta área para facilitar a separação do "ouro da escória". Até que tais investigações sejam concluídas, permanecemos empiricamente limitados, necessitando desesperadamente de mais ciência real na qual basear nossas decisões clínicas.[23]

A prevalência da impactação do canino superior é significativa e a frequência aumenta com outras anomalias dentárias geneticamente associadas. O peso das evidências disponíveis aponta para uma associação genética entre a PDC e a hipodontia.[29] O profissional astuto deve estar ciente das anomalias dentárias que ocorrem com caninos superiores impactados palatalmente, para que seja possível o reconhecimento precoce e o tratamento intercetivo. Mais importante ainda, se os sinais de erupção ectópica forem detectados precocemente, devem ser feitos todos os esforços para prevenir a impactação e as suas consequências. Isto pode ser facilmente incorporado no exame de rotina através da palpação do dente não erupcionado e da avaliação visual do desenvolvimento dentário da criança a partir dos 8 anos de idade. A distância vertical da ponta do canino superior em relação ao plano oclusal, tal como é evidente numa radiografia panorâmica, é um bom indicador da impactação de um canino superior.[30] O exame periódico a partir dos 8 anos de idade, incluindo a palpação intra-oral para verificar o espaço disponível para o canino permanente não irrompido, a morfologia e a posição dos dentes adjacentes, os contornos do osso, a mobilidade dos dentes e o exame radiográfico ajudam a diagnosticar dentes caninos superiores potencialmente impactados.[19] Sempre que se suspeite de impactação do canino, podem ser necessários mais testes de diagnóstico, incluindo radiografias.[16] A gestão dos caninos impactados é importante em termos de estética e função. Os clínicos devem formular planos de tratamento que sejam do melhor interesse do paciente e devem estar informados sobre a variedade de opções de tratamento. Quando os pacientes são avaliados e tratados adequadamente, os clínicos podem reduzir a frequência da erupção ectópica e a subsequente impactação do canino superior.[25]

O protocolo atual envolve a extração judicial da cúspide primária e o acompanhamento radiográfico durante 12 meses para monitorizar a erupção.

Os resultados do estudo clínico aleatório de duas abordagens de tratamento intercetivo para a PDC podem ser resumidos da seguinte forma:

1. A extração apenas do canino primário é um procedimento eficaz para aumentar a taxa de erupção normal do PDC maxilar (foi mais do dobro do que nos controlos não tratados); a utilização do aparelho extrator cervical-pull, para além da extração do canino primário, é capaz de aumentar significativamente a taxa de erupção bem sucedida do canino permanente[3] em 80% dos casos[31] (quase três vezes mais do que nos controlos não tratados).

2. Em indivíduos com PDC tratados com o uso adicional de aparelhos extrabucais, o movimento fisiológico mesial dos primeiros molares superiores (2,5 mm) é impedido.[3]

A expansão rápida da maxila foi relatada como um procedimento intercetivo eficaz em conjunto com a extração do canino decíduo para o tratamento da deslocação do canino maxilar.[14]

Mudanças favoráveis e maiores da posição intra-óssea do canino permanente superior (em termos de verticalização do longo eixo do canino e movimento distal da coroa do canino), atestando uma maior chance de erupção espontânea do dente na arcada dentária, foram observadas com a extração concomitante dos caninos decíduos e primeiros molares, do que com a extração apenas dos caninos decíduos.

As extrações concomitantes de canino e primeiro molar parecem ser uma tentativa razoável de se obter um maior paralelismo entre as raízes do canino permanente e do incisivo lateral adjacente, melhorando, assim, as condições locais para que o canino deslocado possa erupcionar sem problemas. Essa modalidade de tratamento permite que a terapia ortodôntica fixa sucessiva seja iniciada, se necessário, mais precocemente e sem risco de reabsorção radicular dos incisivos.[24]

As análises de regressão mostraram que os caninos deslocados para palatino estavam mais inclinados para mesial quando os incisivos laterais estavam mais verticalizados no plano coronal, que os caninos deslocados para palatino ficavam mais inclinados para palatino com o aumento da idade e em relação a comprimentos mais curtos das raízes dos incisivos laterais e que os deslocamentos verticais dos caninos deslocados para palatino em relação ao plano oclusal eram maiores quando o incisivo lateral estava mais verticalizado nos planos coronal e sagital e quando a largura vestibulolingual do incisivo lateral era maior.[32]

A necessidade de terapia ortodôntica complexa e de intervenção cirúrgica pode ser evitada se os caninos decíduos forem extraídos adequadamente. A intervenção precoce pode poupar tempo ao paciente, despesas, tratamentos mais complexos e lesões em dentes saudáveis.[11] Um dos aspetos mais importantes a ter em consideração quando se avalia o resultado do tratamento dos caninos superiores impactados é o estado periodontal final. Para se obter um estado periodontal adequado, é necessário utilizar técnicas cirúrgicas conservadoras e sistemas ortodônticos que gerem forças contínuas suaves, guiando o dente impactado para sua posição correta na arcada dentária e mimetizando, tanto quanto possível, o padrão natural de erupção. A utilização de uma técnica cirúrgica apical fechada associada a um sistema de tração ortodôntica permite o alinhamento de um canino impactado palatino sem danos ao periodonto.[10]

Um dos estudos radiográficos mostrou que, entre os pacientes com caninos maxilares deslocados palatalmente, aproximadamente metade tem um desenvolvimento dentário significativamente atrasado[33] , 2 vezes mais prevalente nos homens com CPD do que nas mulheres. A idade dentária atrasada nos homens com PDC foi associada a dentes mais pequenos e a uma maior frequência de incisivos laterais anómalos, especialmente em forma de cavilha.[34] O estudo confirmou as correlações entre a PDC e as características cefalométricas dento-esqueléticas nos planos sagital e vertical. Os pacientes com PDC apresentaram uma maxila significativamente mais prognática, uma Classe I esquelética significativamente mais frequente, retroinclinação dos incisivos centrais superiores, relação hipodivergente e anteriorização mandibular e posteriorização menos frequente.[35]

A descoberta atempada dos caninos impactados pode evitar a formação de quistos, defeitos periodontais e reabsorção dos dentes adjacentes.[19]

Os estudos futuros devem também incluir a análise dos custos e dos efeitos secundários das intervenções, bem como a avaliação da satisfação dos doentes e da experiência da dor durante o tratamento.[1] Outras direcções para investigação futura poderão ser: 1) investigação dos factores genéticos que se supõe influenciarem esta anomalia de desenvolvimento em grandes amostras clínicas utilizando as técnicas de genotipagem apropriadas e 2) estabelecimento de critérios de diagnóstico melhorados relacionados com as impacções caninas através da utilização de CBCT.[14]

REFERÊNCIAS

1. Naoumova J, Kurol J e Kjellberg H. Uma revisão sistemática do tratamento intercetivo de caninos maxilares deslocados palatalmente. European Journal of Orthodontics 2011;33:143-149.

2. Baccetti T. Indicadores de Risco e Alternativas de Tratamento Intercetivo para Caninos Deslocados Palatalmente. Semin Orthod 2010;16:186-192.

3. Baccetti T, Leonardi M e Armi P. Um estudo clínico aleatório de duas abordagens interceptivas para caninos deslocados palatalmente. European Journal of Orthodontics 2008;30:381-385.

4. Bazargani F, Magnuson A, Dolati A e Lennartsson B. Caninos maxilares deslocados palatalmente: factores que influenciam a duração e o custo do tratamento. European Journal of Orthodontics 2013;35:310-316.

5. Al-Nimri K, Gharaibeh T. Condições de espaço e características dentárias e oclusais em pacientes com caninos superiores impactados palatalmente: um estudo etiológico. European Journal of Orthodontics 2005;27:461-465.

6. Langberg BJ, Peck S. Redução do tamanho do dente associada à ocorrência de deslocamento palatino dos caninos. Angle Orthod 2000;70:126-128.

7. Anic-Milosevic S, Varga S, Mestrovic S, Lapter-Varga M, Slaj M. Características dentárias e oclusais em pacientes com caninos superiores deslocados palatalmente. European Journal of Orthodontics 2009;31: 367-373.

8. Aydin U, Yilmaz HH, Yildirim D. Incidência de impactação e transmigração de caninos numa população de pacientes

Dentomaxillofacial Radiology 2004;33:164-169.

9. Camilleri S., Lewis CM e McDonald F. Caninos Maxilares Ectópicos: Análise de Segregação e um Estudo de Gémeos. J Dent Res 2008;87:580-583.

10. Caprioglio, A Vanni A, Bolamperti L. Resposta periodontal a longo prazo ao tratamento ortodôntico de caninos superiores impactados palatalmente. European Journal of Orthodontics 2013;35:323-328.

11. Richardson G, Russell KA. Uma Revisão das Cúspides Maxilares Permanentes Impactadas - Diagnóstico e Prevenção. J Can Dent Assoc 2000; 66:497501.

12. Leonardi R, Peck S, Caltabiano M, Barbato E. Anomalia do Canino Deslocado Palatalmente em Gémeos Monozigóticos. Angle Orthod 2003;73:466-470.

13. Becker Aand Chaushu S. Success rate and duration of orthodontic treatment for adult patients with palatally impacted maxillary canines. Am J Orthod Dentofacial Orthop 2003;124:509-14.

14. Litsas G, e Acar A. Uma revisão dos caninos maxilares deslocados precocemente: Etiologia, Diagnóstico e Tratamento Intercetivo. The Open Dentistry Journal 2011;5:39-47.

15. Peck S, Peck L, Kataja M. O canino deslocado palatalmente como uma anomalia dentária de origem genética. Angle Orthod 1994;64(2):249-56.

16. Caninos impactados e ectópicos. Sociedade Australiana de Ortodontia.

17. Rutledge MS, Hartsfield Jr JK. Factores Genéticos na Etiologia dos Caninos Deslocados Palatalmente. Semin Orthod 2010;16:165-171.

18. Becker A. Etiologia da impactação do canino superior.

19. Ngan P, Hornbrook R, Weaver B. Tratamento precoce e atempado de caninos maxilares com erupção ectópica. Semin Orthod 2005;11:152- 163.

20. O.O.daCosta. O canino maxilar não irrompido - Uma revisão da literatura. Jornal Nigeriano de Prática Clínica. dezembro de 2000;5(2):91-98.

21. Park JH, Srisurapol T, Tai K. Caninos maxilares impactados: diagnóstico e

gestão. Dentalcetoday.com setembro de 2012.

22. Anomalias de Erupção - O Canino Maxilar Ectópico.

23. Moskowitz EM, Garcia RC. O tratamento de caninos maxilares deslocados palatalmente: Considerações e desafios. Semin Orthod 2014;20:46-58.

24. Bonetti GA, Zanarini M, Parenti SI, Marini I e Gatto MR. Tratamento preventivo de caninos permanentes superiores em erupção ectópica através da extração de caninos decíduos e primeiros molares: Um ensaio clínico randomizado. Am J Orthod Dentofacial Orthop 2011;139:316.

25. Manne R, Gandikota CS, Juvvadi SR, Rama HRM, Anche S. Caninos impactados: Etiologia, diagnóstico e tratamento ortodôntico. Journal of Pharmacy and Bioallied Sciences Vol. 4 agosto de 2012 Suplemento 2 - Parte 2.

26. Mcsherry PF. O canino maxilar ectópico: Uma Revisão. British Journal of Orthodontics 1998;25:209-216.

27. Husain J, Burden D, McSherry P. O tratamento do canino maxilar ectópico palatino: 2004.

28. Kokich VG. Descoberta Pré-ortodôntica e Erupção Autónoma de Caninos Maxilares Impactados Palatalmente. Semin Orthod 2010;16:205-211.

29. Camilleri S. Anomalias do canino superior e agenesia dentária. Jornal Europeu de Ortodontia 2005;27:450-456.

30. Sajnani AK e King NM. Previsão precoce da impactação do canino maxilar a partir de radiografias panorâmicas. Am J Orthod Dentofacial Orthop 2012;142:45-51.

31. Leonardi M, Armi P, Franchi L, Baccetti T. Duas Abordagens Interceptivas para Caninos Deslocados Palatalmente: Um Estudo Longitudinal Prospetivo.

Angle Orthod 2004;74:581-586.

32. Liuk IW, Olive RJ, Griffin M, Monsourd P. Associações entre caninos deslocados palatalmente e incisivos laterais maxilares. Am J Orthod Dentofacial Orthop 2013;143:622-32.

33. Becker A e Chaushu S. Idade dentária na ectopia do canino superior. Am J Orthod Dentofacial Orthop 2000;117:657-62.

34. Chaushu S, Sharabi S, Becker A. Características morfológicas dentárias de dentições de desenvolvimento normal versus retardado com caninos deslocados palatalmente. Am J Orthod Dentofacial Orthop 2002;121:339-46.

35. Cernochova P, Izakovicova-Holla L. Características dento-esqueléticas em pacientes com caninos permanentes superiores deslocados para palatino e vestibular. European Journal of Orthodontics 2012;34: 754-761.

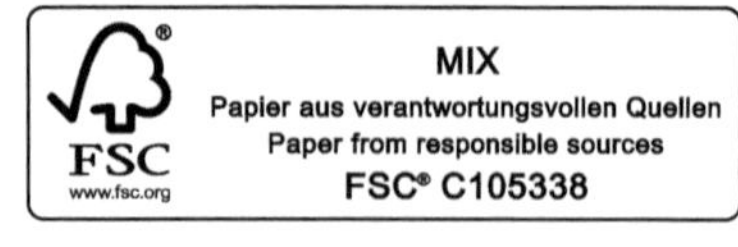

Printed by Books on Demand GmbH, Norderstedt / Germany